藥草瑜伽

阿育吠陀藥草指南

大衛·佛雷 | 瓦桑·雷德

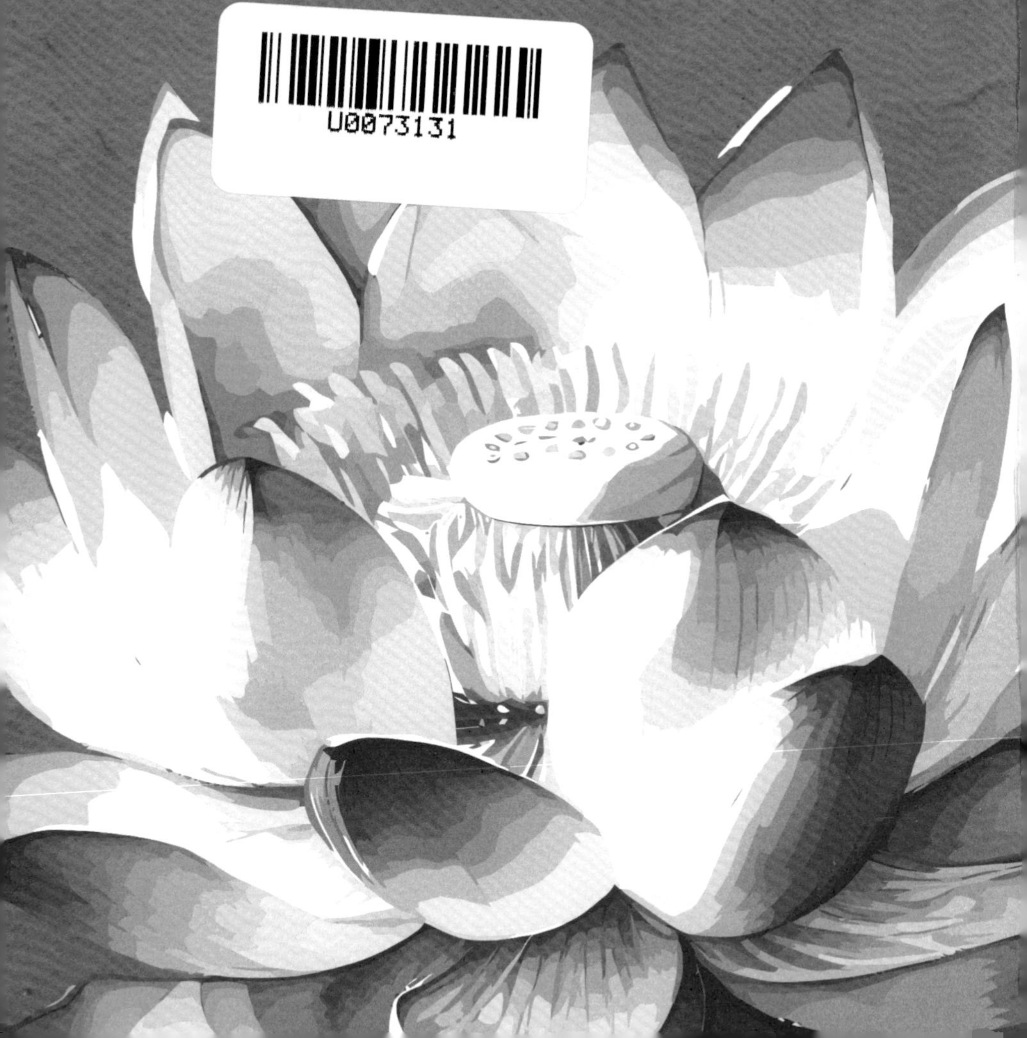

前言

「瑜伽」（Yoga）此詞在傳統文化中有許多意涵。在印度的阿育吠陀醫學中，「瑜伽」指的是藥草的「正確用法」和「正確的混合方式」。因此，將不同的物質以特殊的方式混合在一起，使它們對人的身心產生特定效果便被稱為「瑜伽」。

這種將不同的藥草加以混合或調和後使用的做法是根據古代的阿育吠陀藥草能量學。這門學問是根據大自然的法則來測定各種藥草的品質與效力，使得人們能根據個人的狀況以客觀而明確的方式來使用藥草。所謂「藥草瑜伽」指的就是以這種和諧的方式來運用藥草的效力。

透過本書，我們首度嘗試將阿育吠陀藥草學的原理運用在西方藥草以及東方（包括印度和中國）的若干主要藥草上，希望能使看似陌生而古老的阿育吠陀藥草學成為人們實際應用的一門學問。

當前這個時代是一個非常特別也充滿危險的年代。一個新的全球文化正在成形，而我們所面臨的挑戰便是該如何將人類的各種文化與知識加以整合。這當中當然也包括各種療癒科學的整合。事實上，療癒之道向來就是一門有關統合的學問。如果我們無法將人類的療癒知識加以整合，那麼我們彼此之間又如何能夠和諧相處呢？

阿育吠陀醫學是一門不朽的學問，其中包含八個分支，包括藥草、手術和心理學等等，因此已經提供了很好的整合基礎。其內容乃是源自古代印度先知的靈性知識以及他們所置身的宇宙意識。

我們撰寫此書的目的不僅是要介紹傳統的阿育吠陀醫學知識。事實上，我們更希望讓這些知識變得很生活化，讓大家在現實生活中能夠發揮創意，運用這些知識來改變自己的健康狀況。既然這本書是由一個深諳西方文化的東方人與一位深諳東方文化的西方人合力撰寫而成，我們也深切希望它能成為東西方醫學的一座橋梁，並且傳達出東西方彼此整合與協力的精神。

西方人士在運用阿育吠陀療法時往往無法開立傳統的阿育吠陀藥方。這是因為有些特殊的熱帶藥草在西方國家難以取得，而且藥方中可能包含一些必須經過長時間繁複炮製才能使用的特殊礦物質。因此，本書的目的就是希望讓阿育吠陀的療癒知識得以被應用在那些容易取得而且鮮少副作用的物質上。

同時，我們也試圖保存阿育吠陀醫學的完整性，所以書中也納入了藥草對心靈所產生的特殊效果以及療癒學中較深層的心理面向與靈性面向。這是因為：阿育吠陀醫學涵蓋的範圍甚廣，藥草學只是其中的一環。如果沒有處理「心理」和「靈性」這兩個更深層的問題，沒有一種療法可以產生實際的效果。

我們在書中已經盡量避免使用梵文的術語，即使用了，也會附上容易理解的翻譯。讀者若想進一步了解書中的某些醫療概念，可以參閱本書的姊妹篇《阿育吠陀：自我療癒的科學》（*Ayurveda, the Science of Self-Healing*）。

將西方藥草以東方能量學觀貞加以分類，並輕易就可蓋棺論定之事。事實上，即使在阿育吠陀的領域中，不同的作者對藥草的分類方式有時也不盡相同。因此我們歡迎各界在這方面多多賜教，也歡迎所有願意加入這項工作的人士和我們連絡。

在此我們想向許多曾經協助撰寫此書並激發我們靈感的朋友、學生以及其他人士致上最誠摯的謝意，也感謝其他許多正朝著類似方向邁進的人。願他們的努力都能得到豐碩的成果。

大衛・佛雷醫師（Dr. David Frawley）

瓦桑・雷德醫師（Dr. Vasant Lad）

一九八六年五月　新墨西哥州，聖塔非市

目錄

序

身為一個已經使用西方、中國和阿育吠陀藥草超過十八年的藥草醫生，我早已得出了一個結論，那便是：如果沒有考量個人的體質與藥草（或食物）整體能量之間的關係，我們所做的治療勢必是矛盾且無效的。要預防並治療各種疾病，我們不能光是仰賴生物化學方面的知識，還必須了解藥草和食物的能量與個人體質之間的關係，並從中得出有用的結論。

東、西方的古老療法有許多可以互通有無、彼此交流之處，但有些人受到西方科學觀點的影響，認為西方醫學是最先進的療法，也是唯一正確可靠的方法。但事實上，印度和中國早在三千多年前就已經有了體系完備、論述清楚而且一直行之有效的療法。反觀西方醫學卻僅有幾百年的歷史而已。

就阿育吠陀醫學而言，它無疑是世上最古老的療法之一，不僅具有一貫的理論基礎，也已經被實際應用在臨床的醫療上。其中不僅包含了流傳已久、淵博深澳的療癒智慧，也包含後世若干頂尖醫師和智者的洞見與發現。然而，西方人若想充分體會其中的精髓，就必須擺脫刻板的線性思維模式，採取直覺而宏觀的觀點，而非現代科學那種「見樹不見林」的做法。

阿育吠陀醫學的優點在於它對人體內的生理運作方式、人體外的各種因素（包括氣候、工作和飲食）以及人的情緒狀態之間的動態關係都有廣泛全面的觀照。相反的，西方醫學則著重特定的分子結構和化學作用。面對同一種疾病，兩者的描述可能大不相同，看法也可能天差地別。這真是一件很諷刺的事。

現今人們之所以會受到東方療法與藥草的吸引，是因為它們不僅有效，也很溫和，而且副作用最小。這些療法主張人之所以生病，絕非偶然，必定有其原因。如果我們能夠了解致病的原因，就可望加以根治，更重要的是可以避免病症復發。這樣的觀點是很正確的。

阿育吠陀醫學將人的體質（Dosha）分成三種。這讓我們得以從新陳代謝是否平衡的觀點了解疾病的成因：人之所以會生病，是因為主管神經運作的風能量（vata）、負責分解代謝的火能量（pitta）以及掌管合成代謝與營養的水能量（kapha）這三者失衡所致。我們所吃進去的食物以及所遭遇的經驗都會影響這三種能量彼此之間的平衡。只要透過膳食的調整讓這三種能量達到平衡狀態，許多健康問題便可迎刃而解。只可惜大多數受過西方醫學訓練的醫師尚未能認同這一點。

阿育吠陀醫學將藥草當成「特殊的食物」來使用，以藉此損有餘而補不足。這些藥草固然能為衰弱的病人提供養分，但它們最主要的作用其實是刺激特定器官的功能。因此我們需要了解各種藥草乃至所有藥物與食物所含有的能量。一種藥物或食物除了具有特定的功能之外，也可能會對某些先天體質不良的人造成全身性的影響，也就是說，它有可能會提高或降低人體的總代謝功能，提振或抑制分別掌管神經傳導、營養合成或分解代謝的能量。

西方醫學的根本謬誤在於治療疾病而非病人。如果醫師能夠像東方的大夫在開立藥草處方時那樣，根據病人的體質開藥，就可以避免許多副作用。運用藥草和食物治病的好處在於它們的效果溫和，即使用錯了藥，後果也不會太過嚴重，而且其殘留物在很短的時間（大約一天左右）就可以排出。但如果是合成的藥物或經過提煉的濃縮藥劑，人體要排出就不是那麼容易了。肝臟可能會因為不知道該如何加以中和而無法將它完全排出人體的組織和細胞，因此這些藥物分子就會成為毒素，被儲存在肝臟和各組織內，或者在體內到處循環，對人體造成負擔，並妨害人體必要的生理作用。

無論阿育吠陀醫學或中藥都是以藥草的能量來治病。要充分認識它們的療效，我們就必須將所有的食物和藥草根據它們對人體總代謝的影響加以分類，並對它們有所認識，而大衛・佛雷和瓦桑・雷德這兩位醫師所撰寫的這本書就是一個很成功的例子。這是有史以來首度有人針對藥草（包括西方的藥草以及東西方常見的藥草）進行這樣的分類工作。巧的是，在看到這本書的書稿時，我個人的研究工作也即將告一段落。雖然我是根據傳統的中醫能量系統將西方藥草加以分類，但有趣的是，我們對許多藥草的分類方式都顯示出我們對能量的基本認識是相同的。

這是一本相當具有獨創性和重要性的著作，也是大衛．佛雷和瓦桑．雷德兩位醫師對另類的自然療法所做出的重大而獨特的貢獻。大多數對阿育吠陀療法不感興趣的人士可能要經過一段時間之後才能看出這本書的實際價值，但無論如何，這樣一套具有一貫性以及紮實理論基礎的藥草療法必然能經得起時間的考驗。

此書不僅將使阿育吠陀療法在西方國家具有更高的應用價值，也能使西方藥草學發揮更大的效力。我想任何對藥草（無論是西方藥草、傳統漢方藥草或阿育吠陀藥草）有興趣的人士都應該仔細研讀這本書。

麥克．蒂拉中醫師（Michael Tierra, Herbalist）

一九八六年四月　加州聖塔克魯茲市

東西方的藥草學

藥草一直是東、西方的傳統療法與全人療法的主要工具。東方地區(尤其是印度與中國)自古以來即有博大精微的藥草學。這些學問最初是來自若干具有靈性知識的人士，在經過數千年的實際應用後逐漸變得更加完善。阿育吠陀醫學中所包含的藥草學有可能是全世界最古老、最具創見也最完備的一種。時至今日，我們所要需要做的已經不再是讓它變得更加完善，而是將它的內容翻譯出來，並加以改編，使古代的阿育吠陀藥草學能滿足現代人的需求。這便是本書誕生的緣起。

有些人或許會認為印度的藥草對現代人來說並沒有什麼用處，因為它們的用法古老而傳統，而且充斥著宗教的意涵與迷信，並不適合現代人使用。其次，那些藥草多半來自熱帶地區，不僅難以取得，在我們的氣候與環境中也無法生長，因此並不符合我們的需求。但在此同時，有許多人已經開始體認到我們有必要在我們的醫療行為中納入靈性或心理的面向。由於身體的疾病通常發生在情緒失衡之後，因此我們或許會發現：在當前這個已經失衡的社會中，我們有必要依循印度的傳統，從靈性的角度來使用各種藥草。因此，阿育吠陀的藥草學不僅一點都不過時，還是我們目前最需要的一種療法。

儘管阿育吠陀療法中所使用的若干重要藥草在西方國家付之闕如，但在印度地區普遍使用的藥草中也有許多是西方常見的，而阿育吠陀醫學蘊含了許多與這類藥草相關的實用資訊。即便是像南非醉茄（ashwagandha，或稱印度人參）和訶子（haritaki）這類特殊的阿育吠陀藥草也可以被納入西方的藥草學中，就像源自中國的人參、當歸以及來自印度的雷公根（譯註：又名積雪草）現在已經在美國地區被廣泛使用了。此外，有許多阿育吠陀藥草都是常見的香料，例如薑、薑黃、芫荽和葫蘆巴等。所以，光是利用那些在美國很容易取得的藥草和香料，就可以進行阿育吠陀療法了。

「阿育吠陀」的意思是「生命的科學」，並非印度的醫學，而阿育吠陀的藥草學也不應該被視為印度的藥草學。它是生活的科學，涵蓋了所有的生命，並且將個體的生命與宇宙的生命連結在一起。因此，凡是涵蓋眾生並且能使我們與生命的關係更加和諧的方法都是阿育吠陀的科學。

阿育吠陀不是東方或西方的科學，也不是古代或現代的科學。它和宇宙所有的生命是一體的，是一門屬於眾生的學問。它不是人們所制定的一套方法，而是我們可以根據個人的環境與需求自由汲取的資源。

阿育吠陀藥草學所提供給我們的不僅是特定的藥草，更是一套認識所有藥草的方法。我們應該跨越文化與時空的障礙，深入了解這樣一門學問。人類必須持續彼此分享交流有關療癒的知識，才能迎來一個新的時代。這是當今人類所必須從事的工作，也是我們撰寫本書真正的目的。

植物是意識的展現

「萬物的本質是土。土的本質是水。水的本質是植物。植物的本質是人類。」

《歌者奧義書》I. 1. 2.

演化是潛在能量的顯現。在每個單一的事物中都蘊含著萬物的能量。種子蘊含著樹；樹蘊含著森林。因此，除了人類之外，自然界的萬物也有智能。換句話說，意識存在於所有的生命形式中，是創造的基礎，是演化的力量。生命、創造和演化是意識展現的各個階段。世間萬物盡皆有情，也無一不神聖而有靈性，在宇宙中都有其獨特的價值。所有生物都互有關連、互相依賴、彼此連結，形成一個相互滋養、扶持的體系，而且不僅在形體上如此，在心理和靈性方面亦然。

意識不僅是思想而已，更不只是智力或理性，而是一種活在世上並且與萬物休戚相關的感受。植物有其意識（指純粹的感受），岩石亦然，甚至連原子中也有。自然界中的吸引和排斥作用就像是人與人之間的愛與恨、喜歡和憎惡一般。因此，古代印度的先知認為自我是存在的，萬物是一體的，而生命的合一便是意識的合一。

他們的意思是：眾生皆有情，而且從意識的角度來看，萬物與人無異。真正的人道精神乃是關愛眾生，而且所有的生命都具有這樣的精神。比起一些心腸冷硬、對其他生命沒有感情的人類，動植物有時候更有愛心。我們唯有將萬物視為自己的同胞手足，才是真正的仁慈。這是植物和藥草所教我們的功課。它們的存在仍然依循著萬物一體的原則。透過了解它們，我們就可以進一步了解自己。

人類本身就是一個小宇宙，蘊含著所有大自然、礦物界、植物界和動物界的元素。植物的內部蘊含著人類所具有的潛能。反過來說，人類體內也具有植物的能量架構。可以說，我們的神經系統就是一棵具有人類要素的樹。因此，植物或許可以直接傳達人類的感受。

植物之所以存在，是為了顯化感受。它們的感受是純淨而被動的。動物和人類的感受則是以較為主動而個別的形式表現出來，但往往也比較缺乏美感。植物的意識乃是處於原始的狀態，與天地合一，因此比較偏向精神與心靈感應的層面。

生物體乃是接收與傳送各種力量的場站。透過這樣的接收與傳送，萬物都得到滋養。一樣事物之所以存在，是為了滋養其他所有事物，在此同時它的自身也得到滋養。自然界的萬物就是以這種方式接收並傳送生命。這生命來自光，也來自星辰的力量。

地球就像一個巨大的接收器或無線電臺，接收並傳送來自星辰和宇宙的力量。這些力量在被吸收後就成為生命，逐漸成長顯現。而且這些力量並不全然屬於物質層面，也包括微妙而神祕的精神能量。植物會傳送這些能量。這便是它們所給我們的恩典與禮物，也是它們力量之所在。

植物把來自太陽的愛與滋養之力帶給我們。這股力量和所有的星辰和所有的光蘊含的能量是一樣的。植物所散發的宇宙能量可以滋養並維持我們的星光體，使它得以成長。因此，植物的存在就是一種偉大的供奉與獻祭。它們不僅為我們提供營養，也給了我們來自宇宙星辰的光與愛。它們是宇宙的使者，把宇宙的光帶給我們，讓我們得以進入宇宙的生命。它們不僅能滋養我們的身體，也能滋養我們的心靈。可以說，我們的感受便是存在於我們體內的植物與花朵，會隨著我們對萬物本質的覺察而成長。

宇宙便是光。根據古印度的《吠陀經》，世界是由偉大的火神阿耆尼（Agni）所創造的，同時祂還讓全宇宙進行了一連串的自我轉化。

植物存在的目的是將光轉化為生命，人類存在的目的則是將生命轉化為意識與愛。光、生命與愛這三者是一體的，每一個都是另一個的顯現，是同一個存在的三個面向。植物透過光合作用把光轉化為生命，人類則透過覺知將生命轉變為意識。透過直接的覺知，觀看者就是被觀看者，觀察者也是被觀察者。梵文中用來代表植物的「osadhi」這個字，字面上的意思就是裝盛「火熱的轉化」（osa）的「容器」或「心靈」（dhi）。在《吠陀經》中，「osadhi」這個字除了指植物之外，也可以代表所有的造物。

人是意識的植物。植物可以滋養我們的心靈與神經系統，幫助我們進化。可以說，整個宇宙都是由光蛻變而成。

在外在的世界中，位於中心的太陽是光與生命的泉源。我們內在的世界中也有一個太陽，那便是我們的「自性」，也就是古人所謂的「神我」（Purusha）或「靈魂」（Atman，或音譯為「阿特曼」）。外面的植物讓我們得以與外在的太陽能量交流，內在的植物（也就是我們的神經系統）則讓我們得以與自己內在的太陽交流。如果我們能讓外在的植物與內在的植物建立適當的連結，便完成了光與生命的循環，使我們的意識得以自由流動，心靈得以解脫，也使內在的太陽與外在的太陽得以互相結合。如此一來，我們的生活便會充滿歡欣。

要正確地使用一種植物或藥草，使它能釋放它真正的力量，我們就必須和它交流。當我們與它合而為一時，就可以活化我們的神經系統，增強我們的覺知。但要與植物合而為一，我們就必須將它視為神聖的事物，是我們與大自然交流的管道。如果能夠如此，則每一種植物都會像是一句真言，能幫助我們實現它所代表的宇宙生命潛能。

因為這個緣故，古人往往對植物尊崇有加。這不是出自迷信，也不僅是因為他們感受到了植物之美，而是因為他們接收到了植物所帶來的力量。但要接收到這種力量，我們不能光是攝取植物的營養，也要與它們充分交流。

古印度的聖哲對療癒與藥草的態度便是如此。他們並不是透過各種實驗探究療癒的法門，而是訴諸直接覺知的方式。「實驗」意味著距離，意味著觀察者和被觀察者、主體與客體是分開來的，是有區別的，而且其結果必須經過測量與解釋。但實驗者在解剖屍體時，卻無法穿透靈魂。相反的，「直接覺知」（也就是冥想）則是瑜伽的技巧。所謂「瑜伽」便是任由事物展露它自身的本質，從而充分了解它們在物質和精神上的潛能。

先知透過覺知的瑜伽讓植物對他們說話、顯現它們內在所蘊含的祕密。其中有許多極其微妙、無法以化學分析揭開的奧祕。如果我們今天也能以這樣的方式看待植物，將它們視為我們自身的一部分，而非純粹用它們來利益自己，我們便可真正了解它們的價值，並且用它們來淑世利人。

因此，要成為一個真正的藥草醫師，我們必須成為一個觀看者。換句話說，我們要能靈敏地體察藥草的本質，以接納、覺察的態度與它們神交，試著聆聽它們的語言，並如同對待另一個人那般和它們說話，並視它們為導師。

阿育吠陀醫學的背景

靈性背景

阿育吠陀是一門完整的療癒科學。為了了解它對待藥草的方式，我們必須先了解阿育吠陀的基本系統。這個系統包含了生命的三個面向，也就是：物質、心理與靈性。

古代的印度先知認為天地萬物源自兩股基本的能量。一個是「神我」（Purusha），即「原初的精神」，另一個則是「原質」（Prakruti）。前者是精神，後者是物質。兩者結合便創造出了宇宙萬物。

然而這兩者也是一體的。意識與創造力合一便成了濕婆．夏克提（Shiva-shakti）。萬物中都蘊含著「神我」（事物的本質、個體性和意識），也都蘊含著「原質」（顯化、創造的力量）。

當這兩股偉大的力量首度交會時，宇宙的智能（mahat）便誕生了，其中蘊含了所有的顯化種子以及自然法則。

宇宙智能也存在於人類身上，那便是每個人的智力。它也被稱為「智性」（Buddhi），也就是一個人充分覺醒、成長、開悟並成為「佛陀」的工具。有了「智性」，我們才能感知事物並區分真假。

但智性在演化成為物質形式時，可能會導致「自我意識」（ego，或稱「小我」）的誕生，使人以為自己是一個單獨的存在（Ahamkara，「我執」）。這是導致人與宇宙分離的起源，因為我們唯有在感覺自己是一個單獨的存在時，才會和整體的生命分開。

我們有了自我意識後，心靈或意識便受到了制約，形成了「末那識」（Manas），在它的周遭創造出一個防護性的思維場，使我們受到束縛。

最後，這個思維場會讓我們和「基塔」（Chitta）連結。所謂「基塔」便是「集體的無意識」，也就是是儲存各種狹隘思維的地方。透過與「基塔」的連結，我們會不斷受到之前演化階段中各種潛在因素、衝動和驅力的影響。

阿育吠陀療法的目的是在創造一個與宇宙智能和諧共處的生活，使我們的智慧得以漸臻完善，重新與大自然合而為一，並透過大自然回歸我們的自性與精神（即「神我」）。這便是阿育吠陀的靈性背景，也是瑜伽的靈性背景以及阿育吠陀心理學的基礎。

要達到這個目的，我們的智性必須覺醒，要超越小我，不受它的宰制。小我是我們之所以遠離大自然的原因。健康是正常的狀態（Prakruti），疾病則是人為的狀態（Vikruti）。因此，除了因自然老化而導致的疾病外，大多數疾病都是源自自我意識所造成的心理失衡現象。

三大本性

「神我」由三種基本屬性（在梵文中被稱為guna）所構成。它們包括「悅性」（Sattva，光、覺知、智性與和諧的本源）、「變性」（Rajas，能量、活動、情緒和騷亂的本源）以及「惰性」（Tamas，慣性、黑暗、沉悶和抗拒的本源）。

在大自然中，這三個屬性都有存在的必要，但「悅性」是適合心靈的屬性，「變性」與「惰性」在心靈中會變成雜質，削弱我們的覺知能力。

以「悅性」為主要屬性的人會看重真理、誠實、謙卑與良善。以「變性」為主要屬性的人會在意力量、名望、權威和控制。以「惰性」為主要屬性的人則會不斷處於恐懼、卑屈、無知的狀態，並且逐漸腐朽。

因此，我們必須採取以「悅性」為主的生活方式。由於這三種屬性普遍存在於自然萬物中，因此我們務必要使用以「悅性」為主要屬性的食物與藥草。有鑑於此，阿育吠陀療法便將世上的藥草分成三種屬性。

但這並不代表我們不應該使用「變性」或「惰性」的藥草。由於「悅性」是「變性」與「惰性」兩者達到平衡的結果，因此我們可以使用「變性」的藥草來矯正「惰性」的狀態，反之亦然。但「悅性」的藥草本身就有提升心靈的好處。

五種元素

三種屬性發展出了五種元素。從清明的「悅性」中發展出了「乙太」（ether）元素。從由能量構成的「變性」中發展出了「火」元素。從由慣性構成的「惰性」中發展出了「土」元素。介於「悅性」與「惰性」之間的是難以捉摸但不斷流動的「風」元素。介於「變性」和「惰性」之間的則是結合了流動性與慣性的「水」元素。

圖1

宇宙的演化

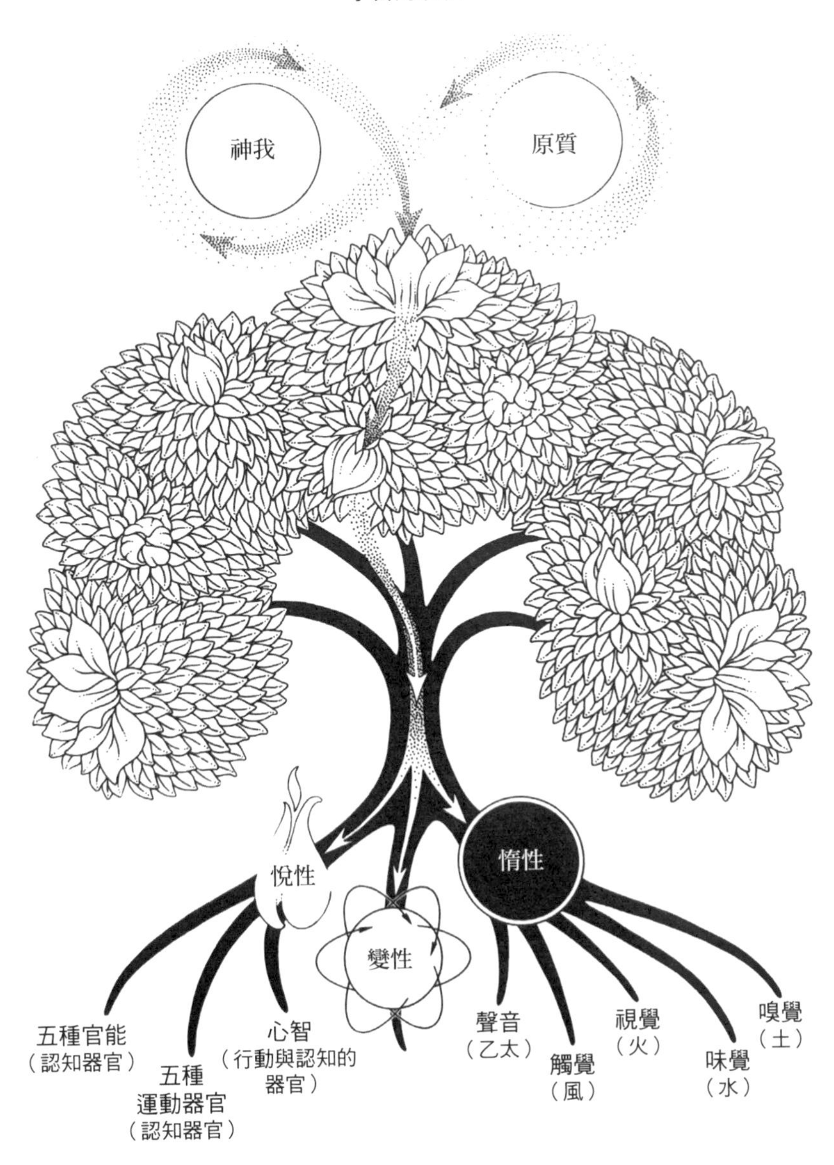

綻放的花朵代表宇宙的智能，
閉合的花朵代表小我。

這五個元素便是物質的五種狀態：固體、液體、發熱發光體、氣體和乙太體。它們描述的是宇宙間所有可見或不可見之物質的五種密度，和人的心靈狀態與情緒特質有相似之處。

阿育吠陀醫學將植物分成五個部位（pancangam），並說明了植物的構造與這五個元素之間的關係。植物的根部相當於土元素，因為它的密度最高、位置最低而且與泥土相連。莖和枝幹相當於水元素，因為它們負責運送植物的水分或汁液。花朵相當於火元素，因為它們顯現了光與色彩。葉子相當於氣元素，因為風是透過葉子吹動植物。果實則是相當於乙太元素，因為它們是植物微妙的精華。種子則包含了五種元素，因為它們的內部含有整株植物的潛能。

三種能量

阿育吠陀療法的核心概念是：人的體質是由三種不同的基本能量（dosha）構成的。這三種能量分別是由「乙太」和「風」元素構成的「風型能量」（Vata）、由「火」和「水」元素組成的「火型能量」（Pitta），以及由「水」和「土」元素組成的「水型能量」（Kapha）。我們可以根據元素和能量的不同，判定一個人的基本體質，再擬定符合他（她）個人的療法。

這三種能量所表現出來的特性不同：「風型能量」乾燥、寒冷、輕盈、具有流動性、纖細、結實、粗糙、善變、清澈，是最有力的一種能量，是生命力本身，也最容易導致疾病。這種能量掌管所有的活動，也支撐「火型能量」和「水型能量」。

「火型能量」則是炎熱、輕盈、不固定、微妙、激烈、柔軟、清澈且氣味難聞的。它掌管熱氣、溫度以及所有的化學反應。「水型能量」則是寒冷、潮溼、沉重、緩慢、沉悶、停滯、平和、愚鈍、渾濁的。它負責維持體內的物質、重量和一致性。

「風型能量」正常時，可以維持意志、呼吸以及動作的能量、釋放衝動、讓身體組織保持在平衡狀態並且讓感官保持敏銳。當它過頭時，就會導致身體乾燥、肌膚暗沉、怕冷、震顫、腹脹、便祕、無力、失眠、感官遲鈍、說話沒有條理並且感到倦怠。

「火型能量」正常時，負責掌管消化、體溫、視覺、飢餓、口渴、皮膚的光澤、智力、決心、勇氣和身體的柔軟度。當它過頭時，會導致尿液、糞便、眼睛和皮膚的顏色變黃，也可能會讓人感到飢餓、口渴、身體燥熱、難以入眠。

「水型能量」正常時，負責掌管身體的結實度與穩定度、維持體液的正常與關節的潤滑，並使人產生愛、和平與寬恕等正向情感。當它過頭時，會使人失去消化能力、痰與鼻涕變多、極度疲憊、身體沉重、臉色蒼白、感覺發冷、四肢無力、呼吸困難、咳嗽以及過度嗜睡等等。

「風型能量」存在於大腸、臀部、大腿、耳朵、骨頭和觸覺中，但以大腸最多。它累積在大腸中，會導致疾病，但也可以直接從大腸中排出體外。

「火型能量」存在於小腸、胃部、汗水、皮脂、血液、血漿和視覺中，但以小腸最多。它在小腸中累積後會導致疾病，但也可以直接從小腸中排出體外。

「水型能量」存在於胸部、喉嚨、頭部、胰臟、肋骨、胃部、血漿、脂肪、鼻子和舌頭，但以胃部最多。它在胃部累積後會造成疾病，但也可以直接從胃部被排出體外。

◆如何判定一個人的體質

人的體質是天生的，而且終生不變。雖然我們大致上可以根據人們身上的主要能量，將他們的體質分成三種，但還是有混合型及變異型。舉例來說，一個人身上可能同時具有兩種能量，而且兩者不相上下。因此，以下所描述的跡象並不一定會出現。我們的目的只是要說明如果某一種能量過多時會有哪些典型的症狀。

風型體質

風型體質的人往往有身體發育不良的現象。他們的胸部扁平，血管和筋都可以看得見。他們的膚色略微偏褐，皮膚可能寒冷、粗糙、乾燥或龜裂。他們身上通常會有一些痣，而且這些痣往往都是深色的。

風型體質的人大致上不是很高，就是很矮，而且身軀纖瘦。同時，由於肌肉發育不良，他們的關節顯得粗大，頭髮多半捲曲稀少，睫毛也比較稀疏。他們的眼睛可能小而靈活，也可能眼眶下陷、雙眼無神，結膜則乾燥且顏色略微黯淡，指甲可能鬆脆或粗糙，鼻子則是鷹鉤鼻或朝天鼻。

在生理方面，他們的食慾和消化能力時好時壞。有時，他們的食量很大，有時則毫無食慾。他們喜歡喝熱飲，尿量往往很少，糞便又乾又硬或者量很少，而且很容易便祕。他們通常不太出汗，而且淺眠，容易驚醒，睡覺的時間不長，而且往往手腳冰冷。

這樣的人通常都富有創造力、個性好動、警覺性很強、靜不下來，說話、行動和走路的速度都很快，但可能很容易就感到疲勞。

在心理上，他們的特徵是理解力很強但記性往往不佳，而且可能心不在焉。他們很容易適應各種變化，但可能會猶豫不決或沒有耐性。一般來說，他們需要鍛鍊自己的耐力、培養自信心與勇氣。此外，他們可能會想太多，很容易操心，而且往往有些神經質，很容易害怕和焦慮。

火型體質

火型體質的人通常身材中等，體重、骨架和肌肉也都適中。他們的胸部不像風型體質的人那般扁平，露出來的血管和筋也不會太多，身上可能會有許多帶有藍色或褐紅色的痣或雀斑，骨頭則不像風型體質的人那般凸出。

這一型人的膚色可能呈銅色、淡黃色、淺紅色或者頗為白皙，皮膚則柔軟而溫暖，皺紋也不像風型體質的人那麼多。他們通常氣色很好，甚至可能紅光滿面。他們的頭髮纖細柔滑，呈紅色或淺褐色，而且往往很早就有白頭髮或禿頭的現象。他們的眼睛可能是灰色、綠色或銅褐色的，眼球通常不會很凸，但視力往往不佳。他們的結膜通常頗為溼潤而且是紅銅色的，指甲偏軟，鼻子的形狀很尖，鼻頭可能微紅。

在生理上，「火型體質」的人新陳代謝和消化的能力很強，胃口也很好。他們通常吃得多、喝得多，而且喜歡喝冷飲。他們的睡眠時間不長但可以一覺到天亮，糞便是淡黃色的，質地柔軟，量也很多。一般來說，他們很容易出汗，體溫較高，手腳暖和，因此不耐熱，也不耐曬。

心理上，「火型體質」的人理解力很強，頭腦聰明、思維敏捷，而且可能很擅於言辭。他們比較容易生氣、嫉妒或痛恨別人，而且往往很有野心，喜歡擔任領袖。

水型體質

「水型體質」的人通常身體發育良好，但往往過重。他們的胸膛寬大，而且因為皮膚較厚，血管和筋並不明顯。他們的肌肉發達，骨架並不凸出。

這一型人的膚色多半都很白皙，肌膚柔軟、溼潤、寒冷，而且很容易出油，頭髮則濃密、烏黑、柔軟、略微捲曲。他們的眸子色澤較深，呈黑色或藍色，眼白通常很明顯，顯得眼睛又大又迷人，但結膜很少是淡紅色的。

在生理上，「水型體質」的人食慾不強但不會大起大落，而且消化得很慢，食量通常比其他兩型少。他們通常動作緩慢，糞便的質地柔軟，顏色較淡，排便的時間較長，也不會過度出汗，而且睡眠安穩，睡覺的時間比較長，甚至有可能睡得太多。一般來說，他們很有耐力而且精力旺盛，往往健康而知足。

心理上，他們往往待人寬容，性情平和、不會記仇而且充滿愛心，但可能也有一些負面的特質，例如貪婪、黏人、容易嫉妒別人、占有慾較強等等。他們理解事情的速度較慢，但理解得很正確，而且他們雖然需要花較長的時間才能理解某件事情，但一旦理解了，就不會忘記。

◆三種能量與植物的關係

世間萬物都蘊含了這三種能量，包括植物在內。「水型體質」的植物其特徵是生長繁盛、枝葉繁茂、富含汁液，植株密集、枝幹沉重、肉質豐富、水分很多；「風型體質」的植物葉子稀疏、樹皮粗糙龜裂、枝幹彎曲多節瘤，植株細長，汁液很少；「火型體質」的植物則花朵鮮豔，色彩明亮，汁液適中，但這些汁液可能有毒，也可能會讓人產生灼熱感。

土壤、氣候、地區和國家同樣也可以用「能量體質」來區分。透過這樣的分類，我們可以了解這些土壤、氣候、地區或國家所出產的生物，並且知道該如何適應。

植物的根部與樹皮（代表土和水的元素）通常可以用來治療「水型體質」的疾病。花朵（代表火的元素）往往可以用來治療「火型體質」的症狀，葉子和果實（代表風和乙太元素）則往往可以用來治療「風型體質」的病症。

圖2

風型、火型與水型能量所在之處

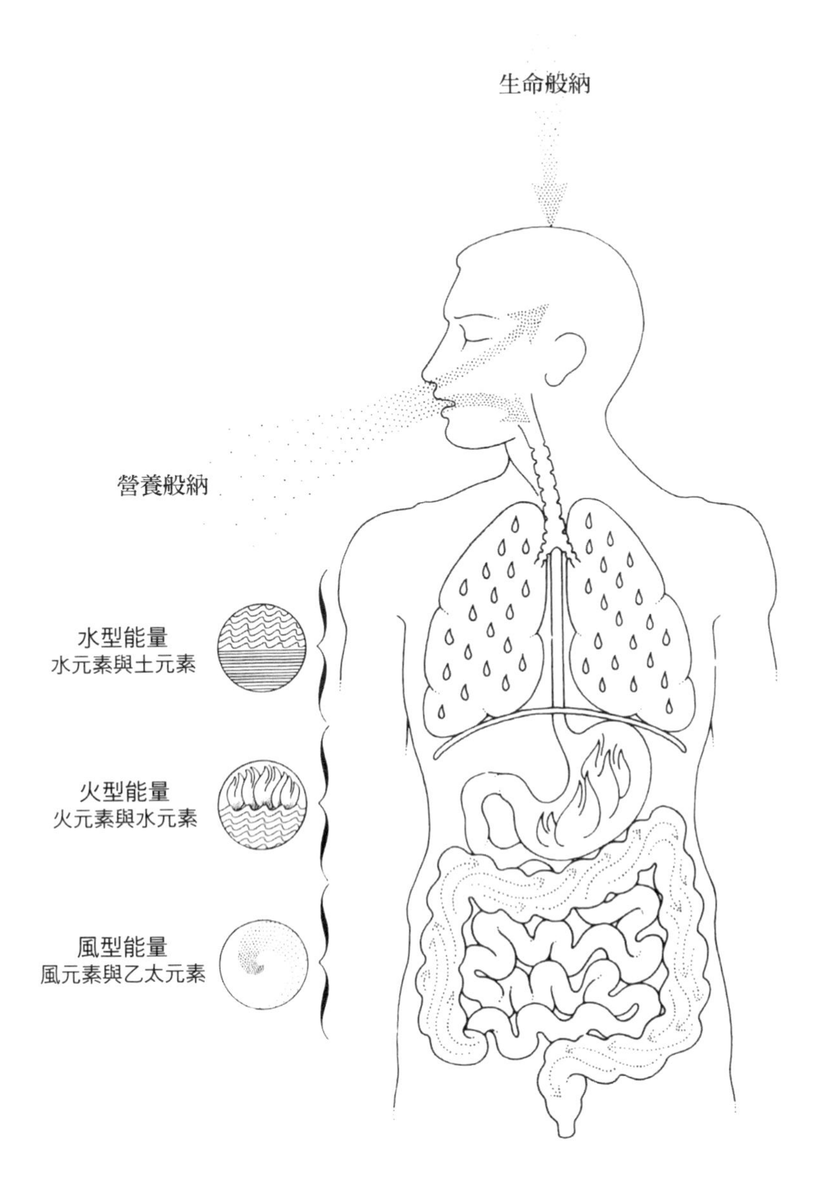

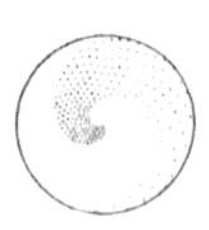
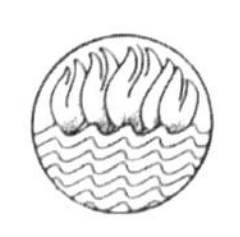
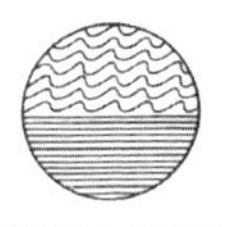

體質特徵	風型體質	火型體質	水型體質
○ 肢體活動	非常活躍	中等活躍	無精打采
○ 心智	坐不住、活躍、好奇	積極進取、聰明	平靜、緩慢、樂於接受
○ 情緒問題	害怕、沒有安全感、焦慮	好鬥、易怒、嫉妒	貪婪、黏人、自滿
○ 信念	搖擺、易變	堅定	穩定、忠誠
○ 記性	新近記憶良好、久遠記憶不佳	清晰鮮明	記得慢但記得久
○ 夢境	飛行、跳躍、奔跑、害怕	激昂、憤怒、熱情、多采多姿	與水有關、海洋、游泳、浪漫
○ 睡眠	睡眠不足、斷斷續續	睡得少但睡得好	睡得沉、睡得久、睡得太多
○ 說話	語速快、雜亂無章不間斷	機智、清楚、尖刻	緩慢、單調、悅耳動聽
○ 花錢習慣	花錢快速、衝動	花錢適度、有方法	花錢很慢、存錢
○ 脈搏	纖細、微弱、像蛇在爬行	脈搏適中、像青蛙跳躍	脈搏明顯、緩慢、像天鵝在游泳

把所有的註記加總。出現次數最多的那一型通常就是你的主要體質。出現次數第二多的通常就是你的次要體質。兩者相較之下或許不相上下，也可能你有雙重體質（亦即風型／火型、風型／水型／火型／水型）。有些人則是三種能量相當或者處於非常平衡的狀態。

人的體質

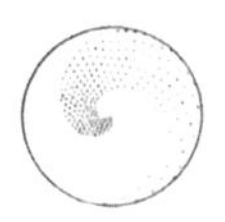
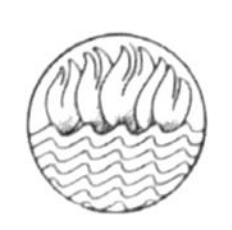
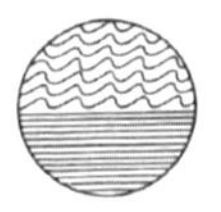

體質特徵	風型體質	火型體質	水型體質
○ 體格	瘦	中等	大
○ 體重	輕	中等	重
○ 皮膚	乾燥、粗糙、冰涼、褐色、黑色	柔軟、有油光、暖和、白皙、紅、淡黃	厚、有油光、冰涼、色淡、白
○ 頭髮	烏黑、乾燥、捲曲	柔軟、油性、發黃、早白、紅色	粗、油性、波浪狀、暗色或淺色
○ 牙齒	凸出、有間隙、歪斜、牙齦萎縮	大小適中 牙齦柔軟或出血	堅固、潔白、完整、形狀良好
○ 眼睛	小、乾、活躍、褐色、黑色	銳利、有穿透力 綠色、灰色、黃色	大、有吸引力、藍色、睫毛濃密
○ 胃口	時好時壞、弱	良好、強烈、過度	不大但穩定
○ 容易罹患的疾病	神經疾病、疼痛	中暑、感染、發炎	水分過多，容易有痰或鼻涕
○ 口渴	時好時壞	過度	輕微
○ 排泄物	乾燥、堅硬、便祕	柔軟、油膩、較稀	黏稠、油膩、沉重、緩慢

註：如果你想判定自己的體質，可以根據最適合你的描述在每個項目旁邊的圓圈內註記，以 V 代表風型體質，P 代表火型體質，K 代表水型體質。
如果你表現出來的特徵和你所屬的體質不同，可能表示你那一型的能量受到了擾亂。

◆三種能量體質與疾病的治療

要使用藥草或者有效地運用任何一種療法，我們必須了解患者的體質以及疾病的特性。但西方醫學（在某種程度上，西方藥草也是如此）卻缺乏有關個人體質的知識。

不同體質的人可能會罹患同樣的疾病，但必須採用不同的療法。舉例來說，同樣是氣喘，「水型體質」的人之所以會生病可能是因為肺部的水分過多；「風型體質」的人是因為肺部神經過於敏感所致；「火型體質」的人則可能是因為肺部太過溼熱。因此，如果一律使用同樣的療法，效果可能會大不相同。如果我們只知道某種植物會對某種疾病「產生作用」，可能無法做出有效的治療。

另一方面，體質相同的人可能會罹患不同的疾病，但這些疾病都可以用同樣的方式來治療，那便是：降低導致疾病的那種能量。舉例來說，「風型能量」過旺時有可能會以坐骨神經痛、關節炎、便祕、頭痛、皮膚乾燥、脹氣和消化不良的方式表現出來，而這些症狀都可以用同樣一種療法來緩解。

知道哪一種藥草可以用來治療哪一種疾病，我們就可以有一個參考點。知道這種藥草對哪一種體質可以產生作用，我們就會有另外一個參考點；如果能同時考量這兩個因素，我們將更能精準地找出真正有效的治療方式。

七個組織與活力素

在阿育吠陀醫學中，藥草是根據它們所影響的人體組織（dhatus）來分類。我們也藉此可以了解有哪些特殊藥草和物質（包括礦物和金屬）會對人體內較為精細的組織（包括神經組織和生殖組織）產生作用。

精液（即生殖組織）是人體所有組織的精華。其中不僅蘊含了人的生殖力，還包括使人回春的力量。精液是人體的乳脂。它的精髓便是「活力素」（Ojas），亦即「使人精神煥發的物質」。因此，活力素堪稱人體的精華，是所有荷爾蒙分泌物的本質，能夠增強自體免疫系統。

植物就像人類和宇宙一樣，是由七種組織構成的。植物的汁液是它的血漿，樹脂是它的血液，軟木材是它的肌肉，樹膠是它的脂肪，樹皮是它的骨頭，葉子是它的骨髓和神經組織，花朵和果實則是它的生殖組織，而這些組織在開花的樹木上最為發達。樹木在植物界的地位就如同人在動物界的地位一般。

植物的各個組織會對人體相應的組織產生作用：植物的汁液會對我們的血漿產生作用，樹

圖3

植物的七個組織

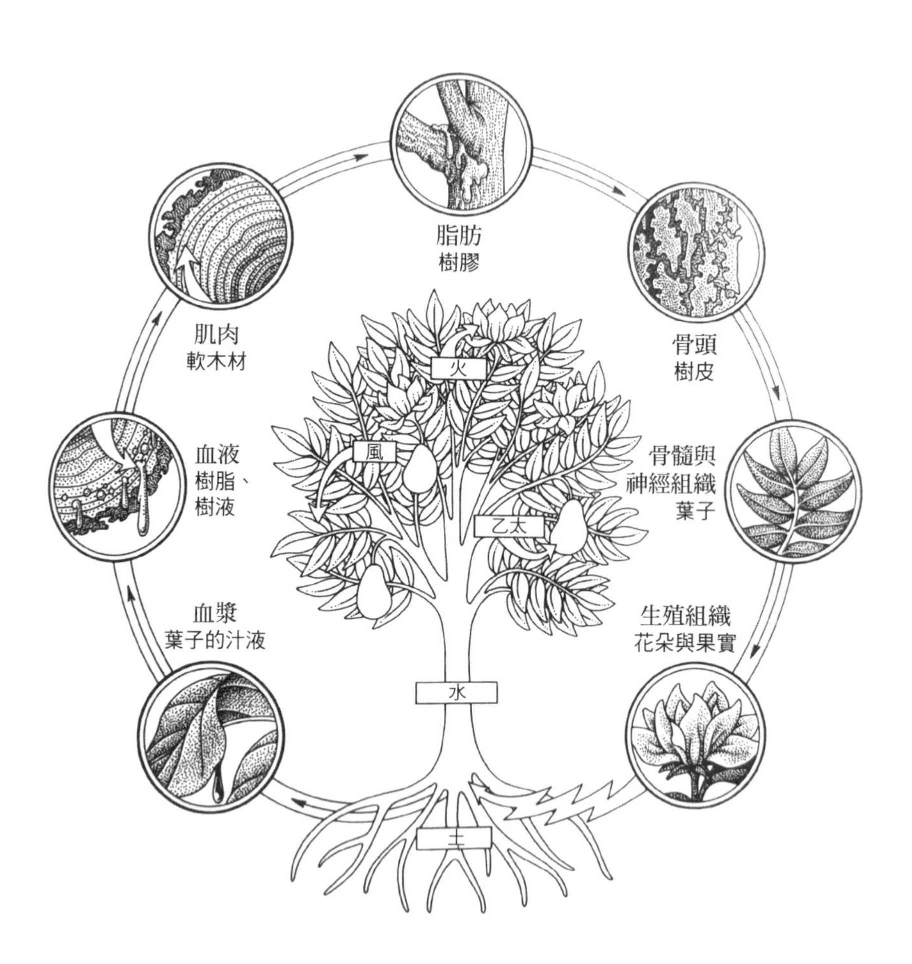

脂肪
樹膠
骨頭
樹皮
骨髓與
神經組織
葉子
生殖組織
花朵與果實
血漿
葉子的汁液
血液
樹脂、
樹液
肌肉
軟木材
火
風
乙太
水
土

脂會影響我們的血液，軟木材會對我們的肌肉產生作用，樹膠會影響我們的脂肪，樹皮會對我們的骨頭產生作用，樹葉會影響我們的骨髓和神經，花朵和果實則會影響我們的生殖器官。而植物的種子因為類似我們的精子和先天的根源，因此可以用來治療先天性的疾病和障礙。

就像人一樣，植物也有它們自己的活力素（它們內部的能量與愛）。當我們懷著愛心來使用它們時，它們便可以把活力素帶給我們。只要能懷著愛心來治療病人，即使藥方不是那麼正確，也有可能產生奇蹟。愛是真正能夠療癒的力量，藥草和其他方法只不過是工具而已。

有一些特殊的藥草（如南非醉茄）含有大量的活力素，也有一些特殊的炮製方法有助於傳送這些活力素。在這個過程中，真言和冥想也扮演了一定的角色。

我們可以把植物想成人類，也可以把人類想成植物。兩者都是由七種組織所構成。透過這樣的冥想方式，我們就可以用大自然非凡的療癒力來調理我們的身體組織。

若想獲取更詳細的資訊，請參見《阿育吠陀：自我療癒的科學》（*Ayurveda: The Science of Self-Healing*）第44至47頁。

五種氣息（般納）

「生命力」這個概念是所有古代療法的核心觀念，就像中醫所講的「氣」一般。阿育吠陀療法將這股生命力稱為「般納」（Prana，即「氣息」之意）。而「般納」又可以依照功能的不同分成五種。在阿育吠陀醫學中，藥草是根據它們所作用的「般納」來分類。

這五種般納分別是：

1．入息（Prana）：或稱「命根氣」，以腦部為中心，往下運行，掌管吸氣與吞嚥。它和智力、感覺能力和運動功能有關，但最重要的是和神經系統與呼吸系統有關。

2．周遍息（Vyana）：或稱「遍行氣」，以心臟為中心，作用於全身，掌管循環系統以及關節與肌肉的移動。

3．均等息（Samana）：或稱「平行氣」，以小腸為中心，掌管消化系統。

4．上息（Udana）：或稱「上行氣」，以喉嚨為中心，掌管語言、能量、意志、努力、記憶和呼氣。

5．出息（Apana）：或稱「下行氣」，以下腹部為中心，掌管所有向下的排放，包括糞便、尿液、精子、月經和胎兒。

圖4

植物的呼吸

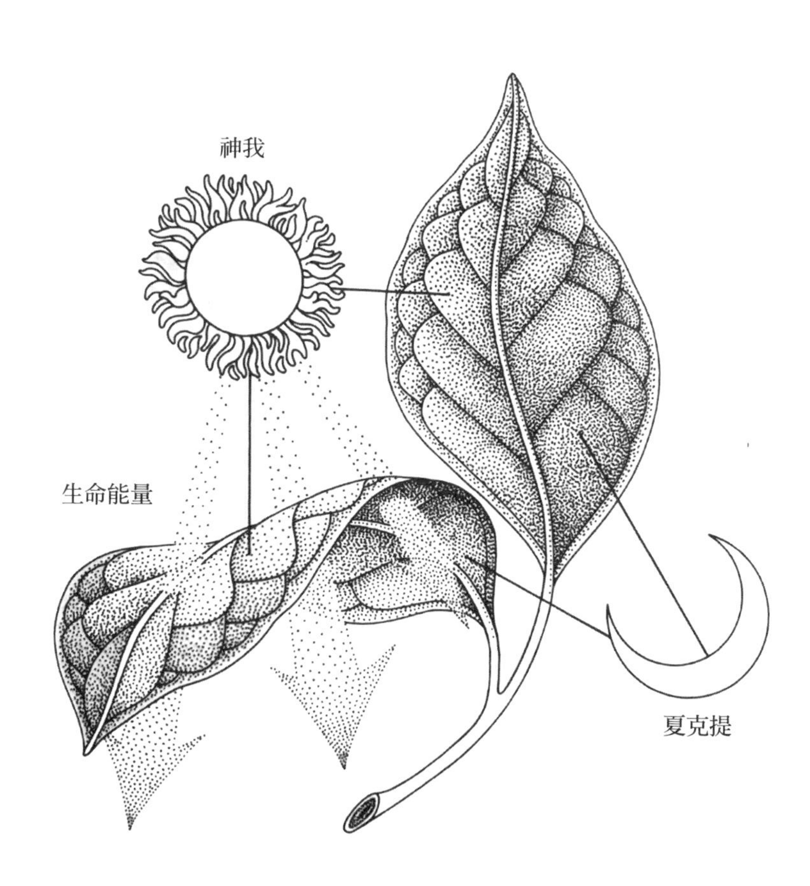

葉子的正面代表「神我」，亦即陽剛的力量，或者植物所吸入的太陽能量。
葉子的背面代表「夏克提」，亦即陰柔的力量，也就是植物所呼出的月亮能量。

這五個般納通常被稱為五種風息（the five Vayus，Vayu是「空氣」或「動力」的意思）。它們是生命力的五個部分，即生命力在激發神經系統方面所具有的五種不同功能。

身體的各個通道系統

阿育吠陀醫學認為人體是由無數通道（srotas）構成的。這些通道負責維持各組織的新陳代謝，掌管它們的吸收與排泄過程。如果這些通道內的流動出了問題（包括流動過度、流動不足、流動的方向錯誤、流動的通道不適當以及流動受阻），人就會生病。

人之所以會生病，最主要的因素便是這些通道的流動受阻。這有可能是因為個人的體質（風型、火型或水型）或毒素（Ama，請參見第80頁）累積所導致。人如果要身體健康、預防疾病，就必須讓這些通道內的流動保持在適當的狀態。

這些通道系統有一部分和西方生理學所說的系統相當，有一部分則和中醫的經絡概念類似。在阿育吠陀醫學中，藥草是依其各自所影響的通道系統來分類。這些通道系統包括：

1．呼吸通道系統（Pranavaha srotas）：運送氣息的通道，和呼吸系統類似。

2．消化通道系統（Annavaha srotas）：運送食物的通道，本質上和西方醫學中的消化系統相同。

3．Ambuvaha srotas：運送水分或調節水分代謝的通道，是消化系統的另一個面向。

以上這三個通道系統掌管身體攝取物質的過程。以下這七個通道系統則各自負責供應人體七個組織的需求：

1．循環通道系統（Rasavaha srotas）：負責運送血液與組織內血漿的通道，和淋巴系統的關係尤其密切，但也和循環系統的若干部分有關。

2．Raktavaha srotas：負責運送血液（尤其是血紅素）的通道，也是循環系統的一部分。

3．Mamsavaha srotas：負責供應肌肉組織（肌肉系統）的通道。

4．Medavaha srotas：負責供應脂肪組織的通道，掌管脂肪的代謝。

5．Asthivaha srotas：負責供應骨頭（骨骼系統）的通道。

6．Majjavaha srotas：負責供應骨髓、神經與大腦組織的通道，本質上就是神經系統。

7．Shukravaha srotas：掌管精液或男性生殖系統的通道。

以下這三個通道系統負責掌管人體廢物的排除：

1．Purishavaha srotas：運送糞便的通道，即排泄系統。

2．Mutravaha srotas：運送尿液的通道，即泌尿系統。

3．Svedavaha srotas：運送汗水的通道，即皮脂系統。

女性還有另外兩個系統：

1．Artavavaha srotas：運送經血的系統，即女性生殖系統，地位相當於男性的生殖系統。

2．Stanyavaha srotas：運送奶水的通道，即泌乳系統，是女性荷爾蒙系統的另一個部分。

最後還有一個專門掌管心靈的特殊通道系統。這些通道主要是和神經系統相連，但和生殖系統也有關聯。

1．Manovaha srotas：負責供應心靈、運送心靈能量的系統，即心靈系統。

我們將藥草加以分類時，除了提到每種藥草會影響到的組織之外，可能不會提到它對哪些系統會產生作用。舉例來說，如果我們知道某一種藥草會對骨頭產生影響，就不需要再提到它會對骨骼系統產生作用了。

阿耆尼與植物的關係

阿育吠陀醫學認為身體之所以能夠保持健康，是因為有一股生之火焰掌管了人體的新陳代謝。這股火焰被稱為「阿耆尼」（agni）。阿耆尼不僅象徵消化能力，更廣義地來說，它是創造所有生命、建立整個宇宙的那股火焰，因此它本身就蘊含了所有轉化的關鍵。

阿耆尼不僅存在於人體之內，也存在於自然萬物中。它在植物中有一個特殊位置：蘊含植物行光合作用需要的消化之火。

當阿耆尼很旺盛時，食物就能夠得到適當的消化，但各種毒素（主要是來自沒有被消化的食物顆粒）也會逐漸累積並導致疾病。

植物透過它們所含的「阿耆尼」消化陽光，製造生命。它們能夠把它們的「阿耆尼」（它們消化和轉化的能力）傳送給我們。這些「阿耆尼」可能會增強我們自身的消化能力，或者讓我們得以消化我們通常無法消化的物質。也就是說，植物的「阿耆尼」能夠滋養我們的「阿耆尼」。透過這樣的連結，我們得以和宇宙的「阿耆尼」（創造並療癒生命的力量）合而為一。

植物的「阿耆尼」是正向的生命力，而我們體內所累積的各種毒素（ama）則是負面的生命力，兩者的屬性完全相反。因此植物中的「阿耆尼」會受到我們體內的毒素吸引，並將它們加以中和，使我們的身體恢復和諧的狀態。

我們可以用藥草來補充體內的「阿耆尼」，藉以修復我們的自體免疫系統，恢復我們的靈光（aura）力量，而所謂「靈光」正是我們的「阿耆尼」所發出的光。

合適的藥草和香料能夠供給我們「阿耆尼」，直接增強我們基本的身心能量，使我們得以適當地消化我們所攝取的食物以及所遭遇的經驗。

藥草能量學

阿育吠陀醫學是從能量學的角度來看待藥草，並且很有系統地根據它們的味道、元素、溫熱或冷卻的效果、消化後的作用以及它們可能含有的特殊藥效來陳述它們的特性。這種簡單的能量學系統和複雜的化學分析不同，後者往往會讓我們迷失在繁瑣的細節中，但前者卻能讓我們很清楚地了解各種藥草的基本特性，並提供一個架構，讓我們可以很容易地辨識、了解它們，並用它們來治療不同的體質和病症。

這個能量系統是阿育吠陀藥草學的要素。中國的藥草學也有類似這樣根據藥草的味道與能量將它們加以分類的系統，但西方的藥草學卻付之闕如，並因而處於劣勢。

在本書中，我們將試著根據阿育吠陀的能量學說明各種西方藥草的作用，希望能藉此彌補上述的不足，讓人們在了解這些來自東方的藥草知識後，能夠更容易地使用藥草來治病，因為要治療疾病，我們必須先了解能量學的基本原則。

味道

阿育吠陀醫學認為藥草之所以具有某種味道，並非偶然現象，而是說明了它的屬性。不同味道的藥草具有不同的療效。

西方人通常並不認為味道與療效有關。我們認為食物的味道是供人們享受的。西方的藥草學之所以會提到某種藥草的味道，主要是為了幫助人們辨識這種藥草，而非為了了解它的效果。儘管一般藥草醫師都認為辛辣刺鼻的藥草往往具有溫熱和刺激的作用，有苦味的藥草則有助退燒，但這並未成為根據味道來將藥草分類的基礎。

梵文中用來指稱味道的字眼是「Rasa」。這個字有許多意義，而這些意義都能幫助我們了解味道在阿育吠陀醫學中的重要性。Rasa 這個字有「精華」的意思，由此可見味道乃是一株植物的精華所在，因此可能是我們了解該植物屬性的主要憑藉。Rasa 還有一個意思就是「汁液」，因此一種藥草的味道就反映出其汁液的屬性。

Rasa 也有「欣賞」、「藝術的樂趣」和「音符」的意思。因此味道可以傳達感受，而感受正是植物的精華所在。透過味道，我們能夠感知一種植物的美感與力量。此外，Rasa 還有「循環」、「精力充沛」和「跳舞」的意思。這些意思都反映出味道所具有的增強能量的效果。

味道會透過口腔裡的氣息（prana）直接影響我們的神經系統，而嘴巴裡的氣息又和大腦裡的氣息相連。味道會刺激神經、喚醒我們的心靈和感官，使我們精力充沛。因此味道能使我們的體液流動，也會透過刺激氣息（尤其是胃神經）影響我們的阿耆尼，並增強我們的消化功能。我們需要食物的美味來喚醒我們的阿耆尼，讓我們能適當地消化那些食物。

因此，淡而無味的食物即使富含維他命或礦物質，可能還是沒有營養價值，因為它們無法刺激「阿耆尼」，所以不能真正增強我們的消化能力。因此，阿育吠陀療法向來都講究烹飪的科學，會用合適的香料來烹煮藥草。藥草和烹飪兩者都是阿育吠陀藥草學的一部分。

我們有時候會失去味覺和胃口。味道、食慾和消化能力是相關的。如果一個人沒有味覺，就表示他正在發燒、生病、體內的「阿耆尼」太少而毒素太多。如果我們要增強自己的「阿耆尼」並消除疾病，就必須提升我們對味道的感受。因此，在阿育吠陀療法中，香料是極為重要的藥草。當一個人渴望美味的食物時就表示他體內有飢餓的「阿耆尼」，或者他生了病。問題是，我們因為吃了太多的人工食物，味覺已經被扭曲了。

味道是屬於水元素的感官特性，植物則是屬於水元素的生物體，因此一種藥草的味道可以反映出它內部的能量與元素。

雲朵裡的水分最初是沒有味道的，但所有的味道都潛藏在其中。當雨水落下，經過空氣中的五種元素，並接收了這些元素的屬性時，它就產生了各式各樣的味道。

阿育吠陀療法將味道分成六大類型：甜、酸、鹹、辛、苦、澀。這些味道來自五種元素。每一種味道都是由兩種元素所組成。甜味是由土和水組成，酸味是由土和火組成，鹹味是由水和火組成，辛味是由火和風組成，苦味是由風和乙太組成，澀味則是由土和風所組成。

甜味基本上是由糖分和澱粉所產生的。酸味是由發酵或酸性物質所產生的。鹹味是由鹽和鹼性物質所產生的，辛味就是辣或刺激的味道，而且往往有芳香的氣味。苦味是由龍膽屬的植物或金印草（又稱白毛茛或北美黃蓮）等有苦味的藥草產生的。澀味則具有收斂作用，是由那些含有丹寧酸的藥草（如橡樹皮）產生的。

儘管這六種味道都會傳送五大元素的屬性，但它們都是以水元素為基礎，要透過水元素才能表現出來，因此我們的舌頭只有在溼潤的狀態下才能嚐出味道。

能量

梵文中的「Virya」這個字指的是藥草的能量或功效。阿育吠陀療法認為植物具有「熱性」或「涼性」這兩種屬性。藥草透過它們的味道往往可以讓身體變熱或變涼。這會對人體造成最基本的調節能量的效果。

辛辣的味道(例如眾所周知的辣椒、紅番椒、薑和其他辛香料的味道)具有溫熱身體的效果。酸味或酸性食物(例如柑橘類植物)或發酵產品(例如酒、優格或泡菜)也具有同樣的效果。食品在發酵時會產生氧化反應，釋放出熱能。鹽也具有溫熱的作用，因此我們如果在傷口或潰瘍處撒鹽就會體驗到灼熱感。

甜味具有冷卻身體的作用，因為糖分會抵消體內的灼熱感。「苦」和「寒」往往是同義字，因此龍膽屬植物或金印草等具有苦味的藥草能夠退燒消炎。澀味就如同寒冷的物質(如冰)一般，具有收斂作用。因此明礬、橡樹皮或金縷梅等具有澀味的物質都是寒性的。

熱性的藥草會使人暈眩、口渴、疲憊、出汗、產生灼熱感，能夠幫助消化，也會增強火型能量，但往往會降低風型和水型能量。

涼性的藥草能夠提神醒腦、增進活力並且讓組織變得緊實。它們可以降低火型能量並淨化血液，但通常會增加風型和水型能量。

當我們說某一種物質是熱性或涼性時，意思就是它含有火（agni）或水（soma）的能量。這六種味道可以依其能量的不同分成兩大類：

1．辛味、酸味和鹹味會使人體發熱並增強火型能量。

2．甜味、澀味和苦味具有清涼效果，會降低火型能量。我們可以根據某種植物的能量得知它對火型體質的影響。

辛味是最具溫熱效果的一種味道，其次分別是酸味和鹹味。苦味是最涼性的，其次則分別是澀味和甜味。

◆其他區分

關於味道，還有一個很重要的分別，亦即有些藥草具有乾燥作用，有些則有溼潤作用。風型能量的主要特性便是乾燥，水型能量的主要特性則是潮溼。具有乾燥作用的味道（苦味、辛味和澀味）會增強風型能量，減少水型能量。具有溼潤作用的味道（甜味、鹹味和酸味）則會增強水型能量，降低風型能量。

辛味是最具乾燥作用的味道，其次依序是苦味和澀味。甜味是最具溼潤作用的味道，其次則依序是鹹味和酸味。

具有乾燥作用的藥草主要是由風型能量所構成，而具有溼潤作用的藥草則主要是由水型能量所構成。它們產生的效果是根據自身所具有的元素而定。

另外一個沒有那麼重要的區分便是「重」或「輕」。有些植物會讓身體變得比較輕盈，有些則會讓身體變得比較沉重。這種區分和「乾」或「溼」類似。酸味由於具有溫熱效果並且能促進消化，往往會使身體變得較為輕盈。澀味由於會對身體組織產生收斂效果，往往會使身體變得較為沉重。

甜味是最重的味道，其次是鹹味，然後是澀味。苦味是最輕的味道，其次是辛味，然後是酸味。屬性較重的味道會使身體變得沉重結實。屬性較輕的味道則會使人的體重減輕，但比較能夠刺激消化功能。

後消化作用

這六種味道又可以根據它們的「後消化作用」（Vipaka）分成三類。甜味和鹹味的後消化作用是甜的，酸味的後消化作用是酸的，而苦味、澀味和辛味的後消化作用則是辛辣的。

這些後消化作用和人體吸收與排放（消化的最終結果）的過程有關。第一個階段的消化作用是在口腔和胃裡進行，具有溼潤作用，是由甜味所主導。第二階段的消化作用是在胃部和小腸進行，具有溫熱作用，是由酸味所主導。第三階段的消化作用則是在大腸進行，具有乾燥作用，是由辛味所主導。這三個階段分別是「水型」、「火型」和「風型」。

一種藥草（尤其是在長期使用時）如果具有某種後消化作用，往往會增強同型的能量。因此，甜味和鹹味的物質會促進唾液以及其他水型能量的分泌。酸味的藥草會增進胃酸、膽汁的分泌以及其他火型能量的表現。苦味、辛味和澀味的藥草會讓大腸變得乾燥脹氣，從而增強風型能量。

甜味和酸味的後消化作用由於具有溼潤作用，能讓人的尿液、糞便和腸內的氣體排放順暢。辛味的後消化作用由於具有乾燥的作用，會使得人體的廢物排放困難且造成不適感。

甜味的後消化作用也會促進水型能量的分泌（包括精液和陰道分泌液），讓這些液體的排放舒適而順暢。酸味的後消化作用會強化火型能量，讓身體變酸，精液和陰道分泌液的分泌減少，但會增強體內的其他組織分子。

辛味的後消化作用往往會導致脹氣、便祕和排尿困難的現象，也會減少精液和陰道分泌液的分泌，使得這些液體難以排放，並造成不適感。

甜味和酸味的後消化作用會增強水型能量，但減少風型能量。辛味的後消化作用會增強風型能量，但減少水型能量。酸味的後消化作用會增強火型能量，但甜味的後消化作用則能減少火型能量。辛味的後消化作用在經過一段時間後往往會增強火型能量。

因此，我們在認識藥草的效果時也要考量它的後消化作用，尤其是在長期使用的情況下。這是阿育吠陀醫學獨有的概念。

特殊功效

味道、能量和後消化作用只是提供了一個輪廓，讓我們得以了解藥草的諸多特性。但除此之外，藥草還具有一些較為幽微、特殊、不可思議且不能被納入能量學系統的特性。這些特性被稱為「Prabhava」，亦即藥草的「特殊功效」，也是它在所有通則之外的獨特之處。

有些藥草具有一種並不符合其基本能量屬性的特性。舉例來說，有些被視為具有溫熱效果的植物卻能夠緩解幾乎所有的發燒現象，甚至包括那些因中暑所引起的發燒。此外，植物的若干特性（例如強烈的通便作用）也超乎能量學的範疇。有些藥草則雖然能量屬性相同，但它們的「特殊功效」卻有可能大異其趣，其中一個可能具有通便的效果，另一個卻可能沒有。

這些都是藥草的「特殊功效」。

這些「特殊功效」包括植物的一些神祕特性。這指的是它們能對人的心靈和精神產生微妙而直接的影響。真言和儀式所具有的那種不可思議的特殊力量，以及寶石可以用來造成內在改變的功效也是「特殊功效」的一種。其他包括：黃金的作用、星辰的影響、磁力的作用和輻射的影響，這些都是屬於「特殊功效」的範疇。甚至有一些疾病（例如癌症）乃是肇因於某種「特殊功效」或者特異的體質。但這些現象都是唯物論者所無法想像和理解的。

阿育吠陀醫學探究的範圍涵蓋物質的神祕作用與靈性力量，不受限於那些以物質主義或化學為根基的理論。它知道所有的理論體系都有其價值，但也有其侷限，因此只能用來作為參考，不能墨守成規。我們可以說這種重視靈性的傾向就是阿育吠陀的「特殊功效」，是我們可以從中學習的特殊力量。

印度植物的「特殊功效」已經廣為人知，但西方植物的「特殊功效」則大多無人知曉，或者已被遺忘。美國的印第安人必然曾經有過類似的知識，但在白人掠奪期間這些知識都佚失了。我們在把能量學運用在西方藥草上時固然應該採取謹慎的態度，努力追求一致性，但同時也必須了解所有的規則都有例外。

關於六種味道的描述

（引自《遮羅迦本集》XVI.43.）

I．甜味

「甜味由於性質與人體相同（人體組織嚐起來是甜的），能夠促進身體組織的生長，增加活力素，延年益壽，撫慰五官和心靈，使人身體強健，容顏亮麗。甜味能降低火型與風型能量，並減輕毒素的作用，也能緩解飢餓與燥熱之感，促進皮膚和毛髮的生長，使髮膚更加健康，並且能美化嗓音、提升能量。

「甜味具有滋養作用，能提升活力，使人感到滿足，增加身體質量，讓肌肉更加緊實，使虛弱、消瘦之人恢復強健，幫助病患重拾健康。它能使鼻子、口腔、喉嚨、嘴唇和舌頭感到清爽，並改善痙攣、昏厥現象。甜味是昆蟲（尤其是蜜蜂和螞蟻）最喜愛的味道，具有滋潤、清涼和沉重的特性。

「但如果單獨使用過量，甜味會使人肥胖、肌肉鬆軟、懶怠、嗜睡、遲鈍、喪失食慾、消化不良、嘴部和喉嚨肌肉生長異常、呼吸困難、咳嗽、排尿困難、便祕、受寒發燒、腹脹、唾液過多、感覺麻木、失聲、甲狀腺腫、淋巴結、腿部和頸部腫大、膀胱和血管沉積、喉嚨與眼睛的黏液增加，並引發其他因水型能量而導致的疾病。」

從西方藥草學的觀點來看，甜味具有營養、滋補以及回春的作用，能增加精液與乳汁的分泌、強健神經組織，促進體內或體外組織的再生，具有緩和、潤膚、潮溼、軟化及舒緩的作用。

甜味藥草：含有糖分、澱粉或黏液的藥草皆有甜味。所謂甜味包括清淡、糊狀和可口的味道，其中可能會混雜一些較不宜人的次要味道。這類藥草較不常見。典型的甜味藥草包括杏仁、紫草、棗子、茴香、亞麻籽、甘草、鐵線蕨、藥蜀葵、洋車前子、葡萄乾、芝麻籽、滑榆皮和玉竹。如果以各種原糖和蜂蜜調味或將藥草放在牛奶裡烹煮，可以增加其甜味。

II・酸味

「酸味能夠增進食物的味道、促進消化、增加身體質量、提振精神、喚醒心靈、使感官更加敏銳、增加力氣、消除腸胃脹氣、讓心靈得到滿足、促進唾液分泌、有助食物的吞嚥、潤溼與消化，也能提供營養。它的屬性是輕盈、熾熱、潮溼。

「但單獨使用過量時，酸味會使牙齒敏感、使人口渴、眨眼、起雞皮疙瘩，降低水型能量，增加火型能量，並使毒素累積在血液中。它會使肌肉消瘦、身體鬆軟，讓虛弱、受傷或正在康復期的患者出現水腫現象。由於它具有溫熱效果，因此會使潰瘍、傷口、燒傷、骨折和其他創傷化膿，也會使喉嚨、胸部和心臟產生灼熱感。」

從西方藥草學的觀點來看，酸味具有興奮作用，能促進消化、增進食慾並有助排除胃腸脹氣。除了生殖組織之外，它對人體的所有組織都具有滋養作用，也能夠促進新陳代謝、人體循環以及感官和大腦的作用。

酸味藥草：酸味大多來自植物內的各種酸性物質，例如那些具有酸味的水果。酸味藥草比甜味藥草更加罕見。典型的酸味藥草包括山楂果、檸檬、萊姆、覆盆子和玫瑰果。如果以發酵的方式來炮製藥草——例如將藥草做成藥酒或酊劑（它的味道是酸的）——可增加藥草的酸味。

III・鹹味

「鹹味能促進消化，具有溼潤作用，能點燃消化火焰。它的性質是銳利、刺激、強烈、具有流動性的，可以作為鎮靜劑、瀉藥和通便劑。鹹味能降低風型能量、緩解僵硬、攣縮的現象，軟化體內的堆積物並且抵消其他味道。此外，它還能促進唾液分泌、稀釋水型能量，淨化血管，使體內的所有器官變得柔軟，為食物增添味道。它的屬性沉重、油膩、熾熱。

六味圖

味道	元素	能量	後消化作用	溼／乾	重／輕
甜	土和水	涼性－3	甜	溼－1	重－1
鹹	水和火	熱性－3	甜	溼－2	重－2
酸	土和火	熱性－2	酸	溼－3	輕－3
澀	土和風	涼性－2	辛	乾－3	重－3
辛	風和火	熱性－1	辛	乾－1	輕－2
苦	風和乙太	涼性－1	辛	乾－2	輕－1

1：第一級，作用最強　2：第二級，作用中等　3：第三級，作用最弱

「但如果單獨使用過度，鹹味會增加『火型能量』，導致血液淤滯，使人口渴、昏厥、有灼熱感，讓肌肉消瘦衰弱。此外，鹹味過度時也會使傳染性的皮膚病變得更加嚴重，並導致中毒的症狀，使腫瘤裂開、牙齒掉落，降低生殖能力，讓感官無法正常運作，並使肌膚產生皺紋、頭髮變白脫落，導致出血性疾病、胃酸過多、皮膚發炎、痛風和其他因火型能量過多而引發的疾病。」

鹹味在量少時能促進消化、增加食慾，在劑量適中時具有通便或緩瀉作用；劑量大時則有催吐的功效。同時，它也具有緩和作用，可以軟化體內的組織，同時還有輕微的鎮靜功效，也能促進全身的

組織生長，並幫助身體保持水分。

鹹味藥草：鹹味其實是礦物（而非植物）的味道。植物本身的味道很少是鹹的。典型的鹹味物質包括瀉鹽、鹿角菜、海帶、岩鹽、海鹽和海草。在炮製藥草時加入鹽可增加藥草的鹹味。

IV．辛味

「辛味可清潔口腔、點燃消化火焰、淨化食物、促鼻涕和淚水的分泌，並使感官更加敏銳。它有助治療便祕、肥胖、腹脹以及體內水分過多等病症，並促進油脂、汗水和黏稠的廢棄物排放。它能為食物增添味道、緩解搔癢現象、消除皮膚腫瘤、消滅蟲子和細菌、減少肌肉組織、移除血塊、使血液不致淤滯，並疏通體內阻塞，使血管暢通並減少水型能量。它的屬性是輕盈、熾熱、乾燥。

「但如果單獨使用過度，辛味所產生的後消化作用會降低生育能力。由於它的味道和使身體溫熱的作用，它可能會導致妄想、困乏、倦怠、消瘦等現象，還可能使人昏厥、虛脫、失去意識和暈眩，並灼傷喉嚨，使身體產生灼熱感、削弱體力並使人感到口渴。由於辛味是由火與風元素所構成，因此它還會在全身造成各種灼熱、震顫與刺痛之感。」

辛味具有興奮作用，能促進消化、增進食慾、發汗、祛痰並消滅寄生蟲。此外，它還能促進循環，增強所有身體功能，並減少累積在體內的各種外來物。

辛味藥草：辛味主要是來自各種芳香油脂。辛味的藥草比甜味藥草常見，但數量並不豐富。不過仍有許多藥草屬於這個範疇。它們非常有用，而且往往被當成香料和調味品。所謂「辛味」，指的是所有辛辣、芳香、具有刺激性的味道。

典型的辛味藥草包括白芷、阿魏、羅勒、蠟楊梅、月桂葉、黑胡椒、樟樹、小豆蔻、卡宴辣椒、肉桂、丁香、芫荽、孜然、麻黃、尤加利、大蒜、薑、辣根、芥末、洋蔥、牛至、胡椒薄荷、花椒、迷迭香、鼠尾草、黃樟、綠薄荷、百里香和纈草。

V．苦味

「苦味雖然本身味道不佳，卻能恢復味覺。它具有解毒、抗菌、滅菌的作用，能殺死蟲子，還能緩解昏暈、灼熱、搔癢、皮膚發炎和口渴的現象。苦味能讓皮膚和肌肉緊實，具有解熱、退燒的作用，能點燃消化火焰，促進毒素的分解、淨化乳汁，有助去除脂肪並減少累積在骨髓、淋巴、汗水、尿液、糞便以及火型和水型能量裡的毒素。它的屬性是乾燥、寒涼、輕盈。

「但由於它具有乾燥、粗糙、清澈等特性，如果單獨使用或使用過度，會導致身體的組織耗損。此外，它還會讓血管變得粗糙，使人逐漸喪失力氣，造成消瘦、倦怠、妄想、暈眩、口乾以及其他因風型能量過高而引發的疾病。」

苦味能退燒、消炎、抗菌、解毒和殺菌，還能淨化血液以及體內的所有組織，並且有助縮小腫瘤。儘管少量的苦味具有興奮作用（尤其是對消化系統），但對人體卻有減縮、消耗和鎮靜的效果。

苦味藥草：苦味普遍存在於藥草和植物中。它來自各種帶有苦味的物質（如黃連素）。它們的味道可能很單純（例如龍膽），也可能具有香氣和辛辣味（例如苦艾），或者帶有澀味（如金印草）。

典型的苦味藥草包括蘆薈、小檗、聖薊、藍旗鳶尾、木餾油樹、菊花、蒲公英、紫錐花、龍膽、金印草、保哥果（pau d'arco）、金雞納皮、大黃、芸香、艾菊、白楊、蓍草和皺葉酸模。

VI・澀味

「澀味是一種鎮靜劑，能止腹瀉，有助治療關節疾患，並促進傷口癒合。它具有乾燥、緊實和收縮作用，能減少水型能量，也有止血作用，還能促進體液的吸收。它的特性是乾燥、寒涼、輕盈。

「但如果單獨使用過度，它會導致口乾、心痛、便祕，使聲音微弱，阻塞循環通道、使膚色變暗，降低活力，使人提早老化。此外，澀味還會導致腸氣、尿液和糞便滯留體內，使人消瘦、倦怠、口渴、僵硬。由於它具有粗糙、乾燥和清澈的特性，它也會導致癱瘓、痙攣、抽搐等因風型能量過多而導致的疾病。」

澀味能夠促進體液的吸收，使它們不致被排出，因此具有止血、止汗及止瀉的功效。同時它還有消炎作用，可以治療外傷（修復薄膜以促進傷口癒合），使肌肉收縮，也有助拉提下垂的器官。

澀味藥草：澀味在藥草中也非常普遍，但其治療價值不如苦味，因為澀味主要是用來緩解症狀。它的味道主要是來自各種單寧酸。

典型的澀味藥草包括老鸛草、蓮子、毛蕊花、車前草、石榴、覆盆子葉、鹽膚木果、熊果葉、白睡蓮、白橡木皮和金縷梅。

◆混合的味道

藥草的味道很少是單一的，但每種藥草通常會有一種主要的味道。

- 甜味藥草有時也會有辛味，例如肉桂、茴香、薑和洋蔥。這類藥草對風型體質特別有益。
- 甜味藥草往往也具有澀味，例如紫草（即康復力）、蓮花、滑榆皮和白睡蓮等都是如此。這類藥草對火型體質特別有益，但可能不好消化。
- 甜味藥草有時也有苦味，甘草即是其中一個例子。這類藥草對火型體質特別有益。
- 有些水果（如山楂和柳橙）既甜又酸。它們對風型體質很有益處。
- 有些藥草（如益母草、艾蒿、苦艾和蓍草）又辛又苦。這類藥草對水型體質頗為有效。
- 有些藥草（如蠟楊梅、肉桂或鼠尾草）則辛味與澀味兼具。這類藥草對水型體質也有效。
- 有些藥草兼具苦味與澀味，其中包括許多有利尿作用的藥草。金印草、車前草和熊果葉都屬於這類藥草。它們大多對火型體質有益。

有些藥草則同時具有三種或三種以上的味道。要判定它們的功效，必須根據它們的能量屬性與後消化作用。這類藥草往往具有強大或廣泛的療效，大蒜就是其中一個例子。

◆味道與食物

食物就像藥草一樣具有療效，至於效果如何則視食物的主要味道以及其中所含的元素而定。阿育吠陀的醫師除了會用特定的藥草治病外，也會為病人開立特殊的膳食處方。一般來說，他們會要病人採行特定的膳食，藉以降低病人身上的某種能量。不過，有些食物也會被當成藥草來治病，或者和藥草一起服用。這類食物包括牛奶、蜂蜜、澄清奶油（或稱印度酥油）、葡萄乾、海棗和杏仁。在阿育吠陀醫學中，藥草學和營養學是一體的兩面，任何療法如果忽略其中一項都不可能真正有效。食物能夠供應身體「較粗重的營養」，藥草則能為深層的組織與器官提供較精細的營養和刺激。

◆味道與情緒

不同的情緒也有不同的味道，而它們對身體的影響則取決於它們的屬性。有些情緒是苦的，例如悲傷；有些情緒是澀的，例如恐懼。這兩類情緒都會增強風型能量。有些情緒是酸的，例如嫉妒；有些情緒則是辛的，例如憤怒。這兩類情緒都會增強火型能量。有些情緒是甜的，例如欲望；有些情緒則是鹹的，例如貪婪。這兩類情緒都會增強水型能量。

情緒對身體的影響就像不當的食物、毒品、酒精或傳染病一樣。在治療疾病時，心理因素足以戰勝生理因素。因此，阿育吠陀醫學也有一套心靈能量學。這種身心合一的科學讓我們得以運用藥草來幫助病人緩解心理狀態及情緒問題。

味道以及其能量的科學不僅涵蓋了藥草和食物，也兼及心靈。就像阿育吠陀療法的其他部分一般，味道無論表現在內在或外在的任何一個層次都有其參考價值。

個人體質的調理

阿育吠陀醫師會根據病人的體質來為他們治病。其治療方式不是根據病人的症狀，而是根據他們的生理與心理狀況。阿育吠陀療法的目的不是要治療某一種疾病，而是要讓病人恢復他們自身原本的和諧狀態，因為身心失衡是所有疾病的根源。醫師在治療疾病時採用治本而非治標的手法。

要做到完整而全方位的健康照護，醫師必須了解病人的體質。這才是所有預防醫學的關鍵。我們唯有根據病人的體質來辨識病症，才能了解為何不同的藥草可以治療同樣的疾病，又為何有些藥草可以治療許多種不同的疾病。

阿育吠陀療法是根據病人身上的主要能量來調理他們的體質。一般來說，我們會採用與該能量屬性相反的藥草和療法來加以調理。比方說，由於水型能量比較溼冷，我們就會採用具有溫熱和乾燥效果的療法。風型能量比較乾冷，我們就會採用具有溫熱和溼潤作用的療法。而火型能量的特性是又熱又溼，因此我們會採用具有降火和乾燥效果的療法。

不過，有時那些會增強某種能量的藥草也可以用來調理那一型的體質。舉例來說，有些會增強水型能量的藥草（例如甘草）因為具有溼潤作用，能夠稀釋累積在體內的過多水型能量，反而能夠幫助身體排除那種能量。因此，儘管某一種藥草可能會增強某種能量，但這不代表我們不能用它來調理那種體質。如果只是短期的使用，或者用它來搭配其他與該種能量相反的藥草，藉以取得平衡，或許會對病人有所助益。因此，我們在使用藥草、決定藥方時，必須從整體的觀點以及最終的效果來考量。

◆個人的體質與病症

一個人容易罹患哪些疾病，通常和他（她）的體質有關。比方說，水型體質的人較容易罹患與水型能量有關的疾病（如感冒和充血性疾病）。不過，一個人也可能會罹患和他（她）的體質不同的疾病，比方說一個火型體質的人還是可能得到與水型能量有關的感冒。因此，我們不僅要注意病人的體質，也要留心病症的性質，並同時針對兩者加以調理。

在梵文中，個人的體質被稱為「Prakruti」，意思就是「本質」。病症則被稱為「Vikruti」，意思就是「偏離本質」。在判定一個人的體質時，我們所根據的主要是一些先天性的因素，例如當事人的體格、喜好和胃口等等。但在判定疾病的性質時，則多半是根據症狀，而這些症狀可能只是一時的。

當我們的目標主要是在治療急性、暫時性或表淺的疾病時，判定個人的體質就沒有那麼重要了。我們可以只針對疾病本身做治療。但如果遇到深層或慢性的疾病，需要長期治療時，我們就必須了解病人的體質，才能做出完整而有效的治療。

與病人體質不同性質的疾病比較容易治療。和病人體質相同性質的疾病則較難治療，因為個人的體質會使同型的疾病變得更加嚴重。

水型體質的調理

水型能量是以水元素為主。其屬性是寒冷、潮溼、緩慢、沉重，因此要用溫熱、乾燥、具有興奮作用、能夠使水型能量變輕的療法來調理。這時可以使用具有辛味、苦味和澀味的藥草，因為這類藥草都具有分解代謝的作用，可使水型能量變得乾燥、輕盈。此外，辛味藥草也具有溫熱作用，和水型能量的特性正好相反，因此特別適合用來治療水型能量的疾病。

要治療水型能量的疾病必須用削減性的療法。這時醫師通常會請病人斷食或吃得清淡一些。這種療法的目的是要減輕體重（身體中的土元素）並排出水分。

排出水分的方法很多。最直接的方式便是使用利尿的藥草讓腎臟排出尿液。因此在治療水型能量的疾病時，最主要的療法便是透過利尿的藥草增進腎臟功能。這種做法有助消除水腫（體內所積滯的水分）並減少脂肪（這通常也是因為水分過多所造成）。但利尿的藥草並不能從根本上治療水型疾病。這是因為水型能量主要沉積在肺部與胃部，而利尿劑是作用在腎臟，因此可能無法對那些能量產生直接性的影響。

除了排尿之外，人體內的水分也可以透過流汗的方式從皮膚中排出。而具有發汗作用的藥草能夠促進排汗，將多餘的水型能量透過皮膚排出。因此，讓病人出汗也是調理水型體質的一種方法。這種療法可以有效治療感冒和流行性感冒（這兩者通常是由水型能量導致的疾病），也可以讓皮膚下面、臉部和身體上半部的水分排出，藉以治療初期的熱病、氣喘、支氣管炎和淋巴堵塞。

除了排尿和排汗之外，水分也會以痰或黏液（這是體內水型能量的基本形式）的形式存在於人體內。這些痰或黏液可能會累積在肺部和胃部，並散播到消化道的其他部位。此外，體內的水分也可能會積聚在皮膚下面，形成各式各樣的腫瘤，但這些腫瘤通常都是良性的。痰液可能卡在體內的任何一個地方，堵住循環通道，造成各種疾病，例如因膽固醇過高而形成的心臟病。要排出以痰和黏液形式存在的水型能量，就要採用具有祛痰作用的藥草。

在阿育吠陀醫學中，要減少水型能量，最激烈的方法便是使用催吐療法。由於水型能量主要存在於肺部和胃部，因此使用催吐療法便可以將它排到體外。這是發汗療法和祛痰療法的延伸。由於水型能量是下沉的，因此要使用向上移動的方式來排除。

不過，催吐療法要產生效果，必須用適當的方式來炮製藥草，並且在適當的情況下進行。唯有具備特殊知識或受過相關訓練的醫師才可進行這種治療。如果催吐的時間不對，或者患者的體質不適合催吐，可能會使患者的身體情況和神經系統嚴重惡化。

水型能量的屬性是寒冷、沉重的，正好與「阿耆尼」相反，因此它會減少或抑制消化火焰。消化火焰（火元素）一旦變弱，就會使得水元素（水型能量）增加，導致各種疾病。

因此，能夠促進消化、具有興奮和祛風作用的藥草也是治療水型疾病的主要藥材。它們基本上都是一些性質溫熱、具有辛味、能夠增強「阿耆尼」、促進代謝和循環，並且瓦解水型能量的惰性藥草。因此，香料對水型體質的人很有益處。

苦味藥草（尤其是那些被稱為「苦味補藥」的藥草）最能減少體內脂肪，因此它們減少水型能量的效果也很好。這類藥草主要是由風元素所構成，因此能夠減輕體重（即體內的土元素，也屬於水型能量）。此外，苦味的藥草能夠讓人比較不會產生吃甜食的欲望，也能增進脾臟與胰臟的功能。

同樣的，具有通便和緩瀉作用的藥草也有助減少體內的土元素，並從而降低水型能量，不過這類藥草必須在合適的情況下才能使用。

澀味藥草因為具有乾燥作用而且往往也有利尿或祛痰的效果，也可以用來減少水型能量。藥草的療效有許多是相關的：許多熱性的辛味藥草（例如薑、肉桂和丁香）不僅具有興奮和祛風作用，同時也有發汗和祛痰的效果。事實上，大多數具有興奮作用的熱性藥草都有祛痰的效果，有些則有發汗作用。此外，大多數具有發汗作用的藥草也有祛痰的功效。它們作用的原理都相同，那便是增加火型能量，減少水型能量。

要減少水型能量，使用藥草是最有效的治療方式。這是因為一般藥草的味道以苦味、澀味和辛味為主，而這三種味道都能減少水型能量。會增加水型能量的藥草很少。即使是那些具有滋補和緩和作用的甜味藥草都可以用來稀釋水型能量，使它得以排出體外。總而言之，要調理水型體質，必須採用能減少水型能量、使它變得輕盈並且有助排出毒素的療法，而藥草可以作為這類療法的良好基礎。

火型體質的調理

火型能量主要是由火元素所構成，它主要的屬性就是燥熱，因此應該用降火或散熱的療法來加以調理。此外，火型能量也有潮溼、輕盈與流動不居的特性，因此也可以用具有乾燥、滋養或鎮靜作用的療法來調理。不過，在治療火型疾病時，應該先採用降火的療法。

可以治療火型疾病的味道包括甜味、澀味和苦味。這幾種味道都具有降火的效果，其中尤以苦味最為寒涼也最具乾燥作用，因此最有降低火型能量的效果。

火型疾病的治療與血液（與火型能量相關的身體組織）的治療密切相關。退熱療法除了能降低火型能量的火氣之外，通常也能使血液降溫。大多數血液過熱、血中有毒和出血型的病症都和火型能量有關。

大多數身體燥熱、發燒、發炎、感染或胃酸過多的症狀也和火型能量有關。當火型能量失調時，就會出現這些狀況。不過，火型能量「阿耆尼」有可能會受到風型能量和水型能量的阻擋或推動，這時也會出現發燒等身體過熱的症狀。但要治療這類症狀，必須設法減輕造成問題的那種能量。因此，我們不能一味地將所有發熱的症狀都當成火型疾病來治療。

讓身體散熱的方法有很多種。我們必須先判定病灶的性質、深度和位置才能找到適當的療法。

表層的熱——例如因感冒或急性的（而非慢性或深層的）皮膚發炎所引起的發燒現象——通常可以用發汗的藥草來治療。具有溫熱作用的發汗藥草會使人體的溫度升高，導致出汗現象，藉此增強火型能量。但也有一類發汗藥草具有降火作用，能夠幫助人體散熱，並透過排汗減少火型能量。這一類藥草就很適合用來治療因火型能量失調而導致的表層發燒現象（例如火型感冒）。

許多炎症或傳染病（例如瘡口、潰瘍、癤子或各種傳染病）都會出現血熱現象，可以用能夠改善體質的藥草來治療。這類藥草通常都是能夠降低火型能量的苦味或澀味藥草。它們往往具有抗菌作用，可以促進疾病的痊癒。此外，血熱往往會導致出血現象。遇到這種情況，可以用具有收斂或止血作用的藥草來治療。它們的味道和能量屬性有助降低火型能量。

遇到極其燥熱、發高燒或嚴重的火型疾病時，可以用能夠清火、散熱的苦味藥草來治療。在西方藥草學中，這類藥草被稱為「苦味補藥」（bitter tonics）。它們是最能夠降火、舒緩肝臟、排肝毒，並降低體內深層熱氣的藥草。阿育吠陀醫學稱之為「退熱劑」或「解熱劑」，並認為苦味藥草可以退燒。它們的作用類似那些可以改善體質的藥草，但藥效較強，可以達到比血液和淋巴更深層的組織。

另外一種可以有效治療火型疾病的藥草便是那些具有通便作用的藥草。當火型體質的火氣很大，或者發高燒時，這些火氣會累積在消化道內，讓糞便變得乾燥而導致便祕。這時便可以用通便藥草來降低火型能量。在這種情況下，醫師通常會使用最強效的通便劑。

然而，當火型能量的流動性很高（一般來說，這種情況更常見）時，患者往往會出現腹瀉現象。這時，還是可以使用涼性的通便藥草來治療，因為這種腹瀉也是由火氣所導致。

阿育吠陀醫學認為要消除體內過多的火氣，最有效的方式便是通便，因為這樣可以把小腸內累積的火型能量排出。這是消除火氣的一種自然方法，但還是需要在專業人員的監督下才能進行，因為這種療法的作用很強。

通常體內的熱氣是由上往下排放的。由於熱氣具有上升和擴張的特性，因此必須藉著下沉和收縮的作用才能將它排出。所以，如果要降低火型能量，不僅可以使用通便劑，也可以採用利尿的藥草。這類藥草不僅可以讓病人排出體內的水分，也可以幫助他們排出體內的熱氣酸性物質，因此也能有效降低火型能量。

火型體質的人往往會有過度出汗、腹瀉、出血、皮膚或黏膜發炎、潰爛的現象。若要停止這類過度排放的現象，並促進潰爛的瘡口癒合，可以使用具有收斂作用的藥草。

當火型能量因為流動性太高，抑制了消化火焰，導致消化不良、毒素堆積時，甚至可以用一些辛味藥草（例如薑）來刺激消化，但使用時必須謹慎、適量或搭配其他藥草。苦味補藥由於具有乾燥作用，也能增強消化火焰，而且不至於增強火型能量。

風型體質的調理

風型能量主要是由風元素所構成，其屬性基本上是寒涼、乾燥、輕盈並且有流動性，因此要用具有溫熱、溼潤作用並且能夠增量的療法來治療。這類療法應該也可以抑制過動的現象。能夠降低風型能量的味道包括甜味、酸味和鹹味。它們都具有溼潤和滋補的作用。

不過，有許多辛味藥草也能降低風型能量。事實上，大多數辛味藥草都可以用來降低風型能量，而且其中有些效果非常強大。辛味只有在過度使用時才會增強風型能量。

就這一點而言，我們必須將風型疾病分成兩大類型。它們分別是「因風型能量過多而造成的不足症狀」以及「堵塞型的風型疾病」。「因風型能量過多而造成的不足症狀」指的是因風型能量的乾燥、減輕作用而造成的組織缺損現象。大多數消瘦、脫水和維生體液不足的病症都是屬於這方面的問題。「堵塞型的風型疾病」指的是因風型能量（可能也伴隨著毒素、水型能量或火型能量）累積而造成的通道堵塞現象。這類疾病包括關節炎、風溼病以及腹脹、腸氣和便祕等消化方面的問題。這些累積的風型能量也可能會造成肥胖或所謂的「合成代謝性風型疾病」（anabolic Vata）。

遇到「因風型能量過多而造成的不足症狀」，需採用滋補療法，並且以滋補的甜味藥草和食物為主。遇到「堵塞型的風型疾病」，就必須消除堵塞現象。這時，滋補療法不僅不管用，還會加重堵塞的程度，使風型能量更加淤塞，也會使病人更加痛苦不適。這時，我們就要用辛味藥草來清除堵塞，藉以減少風型能量。

辛味能刺激風型能量，並因而有助移動並去除累積、淤塞在體內的風型能量。這種療法就短期而言可以減少風型能量，但就長期而言，在堵塞的風型能量開始流動後，卻往往會增強風型能量。

辛味是最具溫熱效果的一種味道。它有助去除風型能量的冷，但會使得風型體質變得更為乾燥。當我們要減輕風型能量的寒涼屬性時，就可以使用辛味藥草。但如果病人有很明顯的乾燥和脫水現象，通常要避免使用。

當風型體質表現出典型的消化力低下或時好時壞的現象時，辛味藥草也很有幫助。它們是最能促進「阿耆尼」並且破壞毒素的藥草，能夠治療因風型能量過多而導致的消化不良和吸收不良。

從西方藥草學的觀點來看，以下的藥草和療法可以用來降低風型能量：

熱性的發汗藥草可以用來消除由風型能量導致的感冒和流感（是風把冷帶入體內）。此外，如果遇到因風型能量而引起的各種肌膚乾燥問題，發汗藥草也有助潤溼肌膚，但必須適量使用，以免因為發汗過度而使風型體質變得更加乾燥。這類藥草主要是用來治療「堵塞型的風型疾病」。它們當中許多都具有抗風溼作用，可以用來治療關節炎。

祛風（有助排除消化道氣體）的藥草主要是用來治療「堵塞型的風型疾病」。具有鎮定神經和止痙攣作用的藥草有助舒緩緊張的肌肉，抑制痙攣和神經震顫現象，也可以用來治療「堵塞型的風型疾病」。

風型體質的人很容易便祕。這時可以用具有緩瀉和通便作用的藥草來治療。這類藥草主要是用來治療「堵塞性的風型疾病」，但如果使用過量，可能會大大增加風型能量。具有溼潤和增重作用的緩瀉藥草（例如亞麻籽或洋車前子）則比較適合用來治療不足型的風型疾病。在治療堵塞型的風型疾病時，可能有一段時間必須使用具有強烈通便作用的藥草（例如大黃或番瀉葉），但用時必須謹慎。

具有興奮作用、能夠促進消化、增進食慾並中和毒素的藥草在治療風型疾病時非常有用。用它們來治療堵塞型的風型疾病，可以消除毒素和水型能量堵塞的現象。在治療不足型的疾病時，它們可以增進食慾、促進消化，藉以強健體質。

不足型的風型疾病要用具有滋養和回春作用的藥草和飲食來治療，切忌使用西方藥草中的苦味補藥，因為後者同樣具有風型能量的屬性。具有緩和及潤膚作用的甜味藥草（例如甘草、滑榆皮和紫草）是最接近阿育吠陀的滋補、營養藥草的東西。

阿育吠陀醫學主張：要排除體內多餘的風型能量，根治所有的風型疾病，最有效的方法便是灌腸療法。有經驗的醫師會用藥草和油脂炮製各種灌腸劑來施行這種療法。

阿育吠陀用來降低風型能量的藥方往往含有鹽分，尤其是岩鹽。岩鹽比海鹽更輕，也能有效刺激風型體質的消化作用。

排毒／毒素的調理

毒素（Ama）是由有害的物質、未經消化的食物或廢物累積而成。它會讓三種體質的治療變得更加複雜。一般而言，毒素的特性和水型能量相同：沉重、稠密、寒涼而且黏滑，大致上是由黏液聚積而成，但它卻可以和任何一種能量結合。

能量和毒素結合後就成了「Sama」（在梵文中，「sa」是「和」的意思，與「ama」結合後就成為Sama）。風型能量可能會以氣體的形式在大腸內累積，然後擴散至小腸，阻礙消化火焰「阿耆尼」，並形成毒素。水型能量可能會以黏液的形式在胃部累積，然後擴散至小腸，堵住「阿耆尼」，同樣導致毒素產生。火型能量則可能會以膽汁的形式在小腸內累積。它雖然性熱，但由於具有流動性或含有油脂，同樣會堵住「阿耆尼」，製造毒素。這些情況分別被稱為「含有毒素的風型能量」（Sama Vata）、「含有毒素的水型能量」（Sama Kapha）以及「含有毒素的火型能量」（Sama Pitta）。

毒素和「阿耆尼」的特性正好相反。毒素寒冷、潮溼、沉重、渾濁、氣味難聞，並且含有雜質。「阿耆尼」則溫熱、乾燥、輕盈、清澈、芳香、純淨。要排除毒素，必須先增強「阿耆尼」。

從心理學的層面來說，毒素是負面情緒累積的結果。這些負面情緒會熄滅心智上的「阿耆尼」，使人頭腦不清，並因而削弱肉體的「阿耆尼」。這是因為未經消化的經驗就像未被消化的食物一般，會形成毒素。

體內有毒素時所表現出來的症狀包括：失去味覺和食慾、消化不良、舌苔、口臭、虛弱無力、身體沉重、倦怠以及各種通道和血管的堵塞。其他症狀還有：排泄物堆積，身體、尿液或糞便的味道很臭，脈搏沉重或微弱、注意力無法集中，腦筋不清楚、憂鬱、易怒以及其他能量的堵塞。

大多數感冒、發燒和流感都源自毒素的累積。因自體免疫系統功能低下而造成的慢性疾病也是，其中包括過敏、花粉熱、氣喘、關節炎和癌症等等。

當病人的體內明顯有毒素累積時，醫師必須先設法排毒。當兩種能量都混有毒素時，我們不可能直接加以治療。舉例來說，滋補療法和回春療法只有在體內沒有毒素時才能進行。

苦味和辛味的藥草能夠減少體內的毒素。苦味是由風與乙太這兩個元素所組成，能夠將毒素（其特性是沉重）從它所在的組織和器官中分離出來。此外，苦味還具有催化作用，能藉此緩解因毒素入侵組織所引起的發燒現象。同時，苦味還能刺激人體的分解代謝作用，以便分解外來的物質。它就像乾冰一樣，有助破壞毒素。

辛味是由火元素和風元素所構成，能夠燒毀並清除毒素。它的特性和「阿耆尼」相同。它能夠增強「阿耆尼」，以藉此消化毒素。醫師在治療時，通常會先用苦味藥草來抑制毒素增加，然後再用辛味藥草來活化新陳代謝功能，以便消耗毒素，防止它再度累積。但苦味本身可能不足以完全摧毀毒素或恢復「阿耆尼」。

甜味、鹹味或酸味的物質會增加毒素。甜味的屬性和毒素一樣，是寒冷、沉重而潮溼的。鹹味也是沉重而潮溼的。鹹味和酸味由於性質溫熱、潮溼，可能會使得經常伴隨毒素而來的發燒和血熱現象更加嚴重。

澀味對毒素的作用有好有壞。由於它具有收斂作用，能壓縮組織和排出物，因此可能會使毒素留在體內。但它可以用來幫助修復在毒素所導致的感染中受損的黏膜。因此在實施排毒療法時，必須以苦味或辛味藥草為主，以澀味藥草為輔。

由於毒素的主要特性是沉重，因此在治療上必須以性質輕盈的藥草和膳食為主。治療期間，病人最好能夠斷食，直到舌苔消失或食慾回復為止。在治療各種由毒素導致的疾病時，醫師往往會請病人斷食，或採取無黏液飲食和排毒療法。即使在病人的確切體質尚未能夠判定時，這類療法也可能會對病人有益。

由於能量的特性和毒素的特性難以區分，因此在有毒素的情況下，原本能夠降低某種能量的藥草可能無法產生作用。反過來說，在有毒素的情況下，通常會增強某種能量的藥草或許可以降低那種能量。因此，我們除了分辨病人的疾病是由哪一種能量所導致之外，還必須判定那種能量是否含有毒素。

風型能量通常是輕盈而乾燥的，但和毒素混合後，就會變得沉重而潮溼。火型能量原本是溫熱而潮溼的，但和毒素混合後，就會變得較為寒涼而且更加潮溼。水型能量則會變得更加沉重。此外，原本就流動緩慢的水型能量在摻雜了毒素後，可能會被卡住或停滯。這是因為毒素具有渾濁、黏稠和高密度的屬性，會改變每種能量的特性。

有毒素的風型能量：症狀為便祕、呼吸和大便具有惡臭、有舌苔、腹疼腹脹（會因為觸診、按摩、塗油而惡化）、腸脹氣和腸絞痛、食慾不振、肢體沉重、虛弱無力、脈搏緩慢，而且這些症狀在陰天時會惡化。

治療方式：主要使用辛味的藥草、興奮劑和祛風藥，再加上一些用來清除毒素的瀉藥或通便劑。

沒有毒素的風型能量：症狀為不會便祕、呼吸和大便沒有惡臭、疼痛輕微（被觸摸後會緩解）、沒有舌苔、嘴巴乾澀、身體輕盈、乾燥，身形較為消瘦、組織的耗損較多、比較不會疲倦。

治療方式：採用滋補、回春療法，並以甜味和辛味藥草強健身體。

有毒素的火型能量：症狀為沒有食慾，不太會口渴，舌苔呈黃色，尿液、糞便和黏液呈黃色或綠色、胃悶、吐出濃稠的膽汁、口臭、嘴巴酸苦、有輕微的灼熱感、皮疹、知覺模糊，而且這些症狀會因為寒冷而惡化。

治療方式：主要是用苦味和辛味藥草、苦味補藥和興奮劑清除毒素。

沒有毒素的火型能量：症狀為吃喝過度，舌頭呈紅色或發炎但沒有舌苔，大小便清澈、呈淡紅色或發黑，有強烈的灼熱感，有熱潮紅現象，頭暈目眩，感官敏銳。

治療方式：主要是用甜味和苦味藥草實施降火和滋補療法。

有毒素的水型體質：症狀為黏液渾濁、黏稠且不易排出，會卡在喉嚨、形成舌苔，嘴角流涎、口腔裡有酸味或鹹味、充血、胸悶、呼吸困難、糞便和尿液中有黏液、食慾不振、身體沉重、身體隱隱作痛、全身性的疼痛和疲勞。

治療方式：主要是以具有興奮和解充血作用的辛味和苦味藥草來清除毒素、減少黏液和脂肪。

沒有毒素的水型體質：症狀為黏液稀薄、清澈或有泡沫且容易排出，嘴巴發甜，食慾正常，沒有舌苔，糞便和尿液中沒有黏液，身體不會疼痛。

治療方式：主要是以具有祛痰作用的辛味及甜味藥草清除多餘的黏液和水型能量。

一般來說，阿育吠陀的療法就是將有毒素的體質變成沒有毒素的體質。毒素排出後就可以直接調理體質，去有餘而補不足。

圖5

時間的曼陀羅

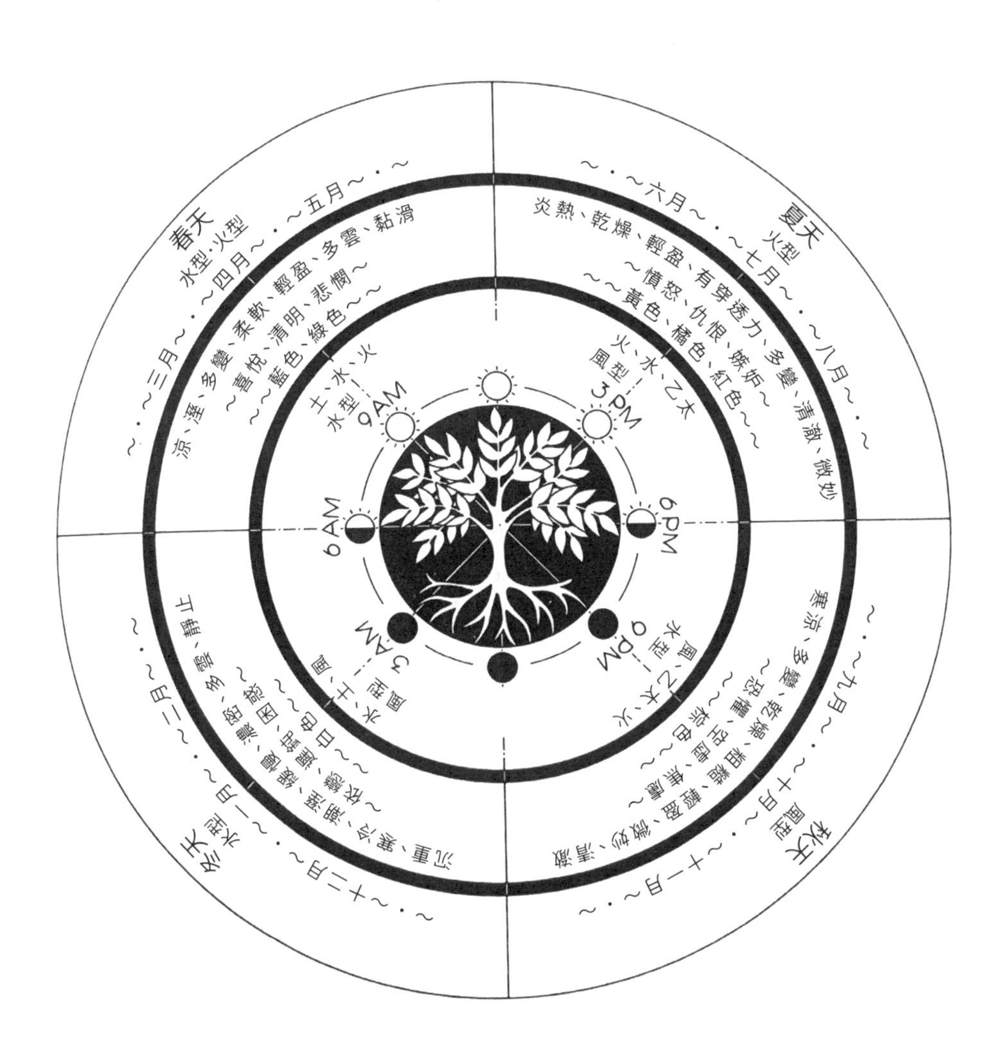

春天
水型·火型
～・～三月～・～四月～・～五月～・～
涼、溼、多變、柔軟、輕盈、多雲、黏滑
～喜悅、清明、悲憫～
～～藍色、綠色～～
夏天
火型
～・～六月～・～七月～・～八月～・～
炎熱、乾燥、輕盈、有穿透力、多變、清澈、微妙
～憤怒、仇恨、嫉妒～
～～黃色、橘色、紅色～～
秋天
風型
～・～九月～・～十月～・～十一月～・～
寒涼、多變、乾燥、粗糙、輕盈、微妙、清澈
～恐懼、空虛、焦慮～
～～茶色～～
冬天
水型
～・～十二月～・～一月～・～二月～・～
沉重、寒冷、潮濕、濃密、多雲、靜止
～依戀、貪婪、困惑～
～～白色、棕色～～
土、水、火
水型
9AM
火、水、乙太
風型
3PM
6AM
6PM
風、乙太、火
水型
9PM
風、土、水
風型
3AM

藥草治療學

可以改善體質的藥草

凡是可以淨化血液的藥草便屬於這類藥草。它們具有以下療效：

1．淨化血液、去除毒素，而且往往具有抗感染和抗菌的作用。

2．有助療癒瘡口、癤子、腫瘤和多種癌症。

3．透過使血液降溫、退燒、降低火型能量和排肝毒等作用來改善體質。

4．可以外敷於傷口、瘡口、潰瘍等處，並且具有消炎和癒合創傷的功效。

5．具有解毒作用，有助消滅蠕蟲和寄生蟲，尤其是那些會入侵血液的蟲子。

6．對傳染性疾病、接觸性傳染病和瘟疫效果良好。

這類藥草能夠治療流行性感冒，尤其是有發高燒、喉嚨痛、耳朵痛等症狀的那種。它們在這方面的功效比那些涼性的發汗劑要強一些。它們可用來治療粉刺、皮膚炎、癤子和發炎性的皮膚病，也可以用來治療皰疹、性病和癌症。它們能夠淨化淋巴腺並增加白血球的數量。除了能夠清除累積的毒素之外，它們也具有減輕身體組織的效果，其中有些還有利尿或緩瀉的作用。

大多數可以改善體質的藥草都是涼性的苦味或澀味藥草。它們可以降低火型能量，減少水元素，但會增加風型能量。這類藥草主要是用來調節火型能量。

可以改善體質（降火）的典型藥草包括：蘆薈、藍旗鳶尾、牛蒡、木餾油樹（Chaparral）、蒲公英、紫錐花、木藍、印度茜草、印度苦楝樹、車前草、商陸根、紅花苜蓿、檀香以及皺葉酸模。

許多熱性的辛味藥草都能淨化血液、促進循環並消除血栓。它們有助排毒，往往也能抗菌，並藉著摧毀導致發燒的毒素來退燒。此外，它們也有抗寄生蟲或消滅蠕蟲的作用。

能夠改善體質的熱性辛味藥草和寒性的苦味藥草可以混合使用，藉以增強彼此的解毒功效。在毒素很多的情況下，這兩者可以一起使用，甚至可以用在風型或火型體質上，直到毒素減少為止（例如週期性發燒或因瘧疾而引起的發燒）。不過，一般來說，涼性藥草對火型體質有益，熱性藥草則對風型體質有益，但兩者對水型體質都有益處。

具有強烈抗菌效果的涼性藥草（例如金印草和野木藍）如果用得太久或太多，可能會像抗生素一樣，把體內的好細菌和壞細菌一起殺死，從而削弱免疫系統，造成進一步的感染，因此必須小心使用，尤其是在病人身體虛弱、有所不足或憔悴消瘦的情況下（例如在風型能量很多時）。

可以改善體質的典型熱性藥草包括：蠟楊梅、黑胡椒、卡宴辣椒、肉桂、大蒜、沒藥、花椒、紅花和樟樹（黃樟）。

人們往往會在春天時服用那些能改善體質的藥草來淨化血液。這種做法固然很好，但要避免過量，因為它們可能會使血液變得稀薄，而且對貧血或低血壓的患者無效。

（請參見「苦味補藥和退熱藥草」這一節。）

抗寄生物和驅蟲的藥草

所謂「驅蟲藥草」(Krumighna karma)就是那些有助消滅和驅除蟲子的藥草。在阿育吠陀醫學中,「krumi」此字往往被譯為「蟲子」,但它所指的範圍其實更加廣泛,涵蓋了所有的寄生型生物、細菌以及由真菌和酵母菌所引發的感染。這些情況都適合使用驅蟲藥草。它們可以用來治療常見的白色念珠菌感染以及相關的食物過敏。

在治療寄生物的感染時,可以使用和清理毒素相同的方法,因為未經消化的食物在淤塞、腐敗時必然會滋生某種寄生物。這類由寄生物引發的感染可以用排毒法來治療。如果用滋補法,只會讓寄生物更大量滋生。因此,驅蟲藥草會使人體消瘦,也可能會使得體內組織變得衰弱。此外,由於精子也被視為一種「蟲子」,因此驅蟲藥草可能會使得精子的數量變少,削弱男人的生殖能力。因此,我們應該根據病人的症狀小心使用這類藥草,尤其是在病人已經身體虛弱或身材消瘦的情況下。

阿育吠陀醫學認為不同的能量過多時會產生不同的寄生物。水型能量的寄生物主要存在於黏液或痰液中。火型能量的寄生物存在於血液中,風型能量的寄生物則存在於糞便中。除了處理特定的寄生物之外,我們也必須注意調理病人體內已經失衡的能量。

具有抗寄生物作用的藥草以辛味或苦味的藥草為主，但這種作用往往是它們所具有的特殊功效，而非一般性的作用。不過，在使用熱性的辛味驅蟲藥草來治療火型疾病，或用涼性的苦味藥草來治療風型疾病時，我們還是應該特別小心。

典型的抗寄生物藥草包括：印度藏茴香、阿魏、卡宴辣椒、丁香、大蒜、金印草、普列薄荷、石榴、花椒、南瓜籽、芸香、艾菊、百里香、土荊芥和苦艾。

蟲子和寄生物往往會造成嚴重的病症，應該由合格的醫師診治。

具有收斂作用的藥草

具有收斂作用的藥草（Stambhana karma）具有讓人體組織和器官變得緊密結實的作用，可以抑制過度的排放和分泌。這類藥草雖然具有乾燥作用，但也可保住體內的溼氣，還能修復皮膚和黏膜。

澀味藥草固然可以用來作為收斂劑，但其他味道的藥草也可能會對人體產生收斂作用。

澀味藥草主要是用來改善症狀，例如止血或止瀉等，但它們往往只是治標而不治本。其他味道的藥草在治標時或許也能減輕症狀。舉例來說，腹瀉有可能是因為小腸吸收不良所導致。類似礬根草（alum）或覆盆子等澀味植物或許能抑制症狀，但無法改善吸收情況（因澀味屬性較沉重，難以消化）。因此在這種情況下，還是比較適合採用類似肉荳蔻等兼具辛味和澀味、除了收斂作用之外還具有溫熱作用且能促進消化的藥草。

有時，抑制人體的排放不見得是一件好事。舉例來說，因毒素而引起的腹瀉可能是人體自淨的一種方式。這時如果用澀味藥草來止瀉，將會讓毒素留在體內，造成更多的併發症。正確的治療方式應該是用緩瀉劑來促進腹瀉，直到毒素完全被排出為止。只有在毒素已經清理乾淨但病人仍持續腹瀉的時候，才需要使用澀味藥草來治療。

因此，在了解疾病深層的原因之前，我們千萬不能濫用澀味藥草來治療病人表面的症狀。

在阿育吠陀醫學中，具有收斂作用的藥草可以分成三種。第一種是止血的，第二種是可以抑制排泄物過度排放的（亦即止瀉藥草），第三種則是可以促進組織癒合的外傷用藥草。但這些藥草並不一定全部具有澀味。

止血藥草通常是透過涼血作用來止血。它們和那些可以改善體質、淨化血液的藥草有關。由於它們主要的作用是降低火型能量，因此可能會增加風型能量。它們的味道通常是澀的或苦的。

典型的止血藥草包括：龍芽草、拳參、香蒲、金印草、木槿、印度茜草、藥蜀葵、毛蕊花、蕁麻、車前草、歐洲紅莓、番紅花、夏枯草、薺菜、薑黃、白橡木和蓍草。

有些熱性的辛味藥草也能止血，尤其是在出血現象是由寒冷所造成時（風型能量和水型能量的人有時會出現這種現象）。這類藥草包括黑胡椒、卡宴辣椒、肉桂和薑。如果短期使用，它們可以止血，但如果長期使用，這類藥草可能會使血液過熱，反而更容易出血。

苦味補藥和那些可以涼血降火、改善體質的藥草即使沒有明確的止血功效，或許也能藉著它們的降火作用來止血。

具有收斂和止瀉作用的藥草也有助消除過度出汗、排尿和遺精的現象。它們通常有降火的效果，並具有澀味或苦味。

典型的止瀉藥草包括：黑莓、紫草、老鸛草、龍膽、蓮子、車前草、歐洲紅莓、鹽膚木、白睡蓮、白橡皮和皺葉酸模。

有些熱性藥草也能抑制腹瀉以及其他液體或氣體的過度排放，而且通常更能促進消化。這類藥草對風型體質有益。它們包括：黑胡椒、薑、訶子、肉荳蔻和罌粟籽。除了這些藥草之外，脫脂牛奶和優格等物也具有這種功效。

外傷用的藥草能夠使刀傷、創傷、燒傷和出血傷口處的受損組織加速癒合。它們通常是用來做外用的敷劑或膏藥。這類藥草主要是具有降火功效的澀味或甜味藥草，能夠減少火型能量和水型能量。但它們對已有大量組織受損的深層創傷就不是那麼有用了，因為這類情況需要使用更為滋補的療法。許多外傷用的藥草都具有緩和及潤膚作用，能夠軟化並安撫肌膚和黏膜。有些可能含有黏液。

典型的外傷用藥草包括：蘆薈、繁縷、紫草、蜂蜜、藥蜀葵、車前草、夏枯草、薺菜、滑榆皮和薑黃。

有些藥草同時具有以上這三種收斂作用，因此成了知名的萬靈藥。這類藥草包括紫草、藥蜀葵、車前草、夏枯草和西洋蓍草。

澀味藥草之所以能產生療效，通常不是因為它們具有滋養作用。它們雖然能夠促進組織癒合，卻無法幫助組織增生，而且它們的乾燥作用不僅具有療效，也會使人消瘦。這類藥草如果不當使用或過度使用可能會增強風型能量，造成便祕、脹氣痛、肌肉痙攣和神經緊張等現象。

基於這個原因，具有收斂作用的藥草經常和滋補性的藥草一起使用，以便相輔相成。滋補性的藥草能強化身體組織，具有收斂作用的藥草則能使這些組織變得更緊實，更有支撐力。因此，兼具收斂和滋補作用的藥草便成了極具回春作用的藥草。其中，印度醋栗（又名餘甘子）、毗黎勒和訶子更是阿育吠陀療法中最能使人恢復活力的三種藥草。

苦味補藥和退熱藥草

阿育吠陀醫學對「補藥」的定義和歐美的大多數藥草療法不同。在西方藥草學中，「補藥」(tonic)一詞意味著能夠滋養和強健身體的藥劑，通常指的是龍膽或金印草這類涼性的苦味藥草。西方的藥草醫師認為這類藥草能夠補充營養，從而強健身體與各個器官，並且讓肌肉與組織回復正常的狀態。此外，他們也認為，這類藥草能夠讓身體排出更多的毒素與廢棄物，並且淨化血液。因此，醫師若遇到正在康復中或因過度勞累而身體衰弱的病人，都會開立具有滋補作用的藥草。

但在阿育吠陀醫學中，用苦味藥草作為補藥並不一定合適或有效。正如我們在〈藥草能量學〉一章中所言，苦味是性質最寒涼、最有乾燥、減血和縮減作用的一種味道。它之所以滋補，並不是因為它很有營養，能夠促進組織的生長或強健身體。它的功效是增進分解代謝、排毒以及促進組織的消耗或排除，同時抑制人體器官的大多數功能。

它比較適合用來減少毒素和過剩的物質，而非補身體的不足。苦味藥草是淨化、鎮靜、退熱或削減療法的一部分，在漢方藥草中也被用作同樣的用途。

阿育吠陀醫學認為苦味藥草可以刺激消化，但只有在用量很少時才有這種功效，而且主要的使用對象是那些身體過熱、發燒或火型能量過多的病人。醫師很少會把它們開給那些長期虛弱、消瘦的病人。一般認為，這類藥草如果劑量過高，將會抑制消化、削弱吸收能力並且使消化道無法正常蠕動。

由於苦味藥草是由風和乙太元素所構成，因此它們會使人體的組織和重要體液變乾，可能會造成肌肉僵硬甚至痙攣的現象。在許多情況下，苦味藥草不僅無法使肌肉、器官和組織更加結實，反而會削弱它們。

儘管大多數的西方藥草醫生都會開立這類藥草給那些身體虛弱、正處於康復期的病人，但阿育吠陀醫學認為這種做法往往於事無補。許多身體虛弱、需要調養的病人都是屬於風型體質。他們的病症都是因為身體受涼、體液不足以及身體組織消瘦所致，需要採用具有溫熱、溼潤和滋養作用的療法。此外，苦味藥草也具有風型能量的屬性，因此無法強健身體或增加重要體液。它們主要是用在病人持續發燒（弛張熱*或間歇性的發燒）或因發燒或風型疾病而身體虛弱的情況下。唯有在這類情況下，它們才能起到強健身體的作用。

早期的西方藥草醫生可能會讓罹患熱性疾病後需要調養的火型體質病人，或者那些因為吃了太多肉、喝了太多酒等因素導致體內毒素過多的病人服用苦味藥草來滋補身體。但現代的素食者（尤其是那些風型體質的人）如果服用太多苦味藥草來進補，身體可能會變得更加虛弱。

---

*體溫持續在39度以上，波動幅度大。

阿育吠陀療法中的滋補藥草通常是富有營養、能夠增長組織、增進活力、增加重要體液、提升性能量並有助長壽的甜味物質。我們將在「補藥」一節中另作說明。苦味藥草可能會耗損活力、削弱性能量並加速老化。我們之所以在本書中稱它們為「苦味補藥」主要是方便的緣故，因為它們向來以這樣的名稱為人所知。但我們同時也稱它們為「退熱藥草」，也就是可以清熱、降火、退燒的藥草。

這些苦味補藥對火型體質的人確實有一些滋補功效，因為它們是最能減少並調節火型能量的一類藥草，但我們不應該將它們和那些具有滋養與回春作用的補藥混為一談。

儘管如此，苦味補藥仍然是非常重要的藥草。阿育吠陀和西方藥草學一致認為它們是最能夠退燒、淨化身體、消除毒素的藥草。它們可以退燒解熱、減少人體內的火型能量、毒素與脂肪，是所有藥草中清熱效果最強的。

當發燒的現象是由外來的病原體所導致而且主要是表淺的症狀（就像因感冒或流感而導致的發燒一般）時，應該採用發汗療法，讓病人出汗，以便使毛孔張開、恢復循環並排除致病的寒氣。然而，當病人的血液或身體的內部發燒，且溫度很高，以致肝臟發熱、病人出現口渴、出汗、發炎或感染的現象（這些通常都是火型的病徵）時，就比較適合採用這類苦味補藥了。

苦味補藥的作用並不光是退燒而已。它們還能分解代謝那些導致發燒的病原體，消滅感染源，並攻擊、破壞那些進入組織內、造成發燒的毒素。因此，醫師在治療所有由毒素導致的發燒症狀（這些症狀有可能是因風型能量或水型能量太旺所造成，例如關節炎所引起的發燒）時都會用到這類藥草。它們因為性質輕盈，所以能夠破壞屬性沉重的毒素。

此外，它們可以降低身體的熱度、酸度和毒性，從而達到涼血、解血毒的功效。同時，它們也有改善體質或淨化血液的作用。可以說它們就像那些能夠改善體質的藥草一樣，只是功效更強一些。

苦味補藥可以調節肝臟功能，控制並減少體內膽汁和酸性物質的分泌。因此，醫師在治療大多數肝臟疾病（如肝炎和黃疸）時，都會採用這類苦味補藥，尤其是在疾病剛開始或者急性的階段。

苦味補藥能夠減少脂肪並調節糖分的代謝，因此也能調節脾臟的功能，對糖尿病等狀況可能也有幫助。它們是最能夠降脂、減重的藥草，降低水型能量的功效很強。

此外，它們還能淨化血液。因此它們具有抗腫瘤的作用，可能有助縮小良性和惡性的腫瘤（即癌症）。由於它們能夠催化體內的分解代謝作用，因此可以去除體內積聚的沉重物質並消除充血現象。

苦味補藥雖然是最能有效降低火型能量並且對水型體質的人具有強烈削減作用的藥草，但也最能增強風型能量。如果我們用這類藥草來治療因風型能量而導致的消化不良（神經性消化不良）症狀，可能只會更進一步擾亂神經並引發更多的過敏反應。

苦味補藥因為具有強大的破壞力，所以可能會有抗菌、抗病毒、驅蟲和抗寄生物的作用，但使用時必須小心，在病原體被消滅後就不能再用了，否則它們的破壞力將會削弱身體的組織。

典型的苦味補藥和退熱藥草包括：蘆薈、美洲龍膽、小檗、非洲防已根、木餾油樹、龍膽、金印草、黃連、祕魯金雞納樹皮、銀白楊以及印度獨有的印度當藥、庫洛胡黃連和印度苦楝樹。

祛風藥草

所謂「祛風藥草」指的是那些能夠緩解腸道積氣、疼痛和腫脹的藥草。它們能夠解決消化問題並增進吸收，同時有助排除水分和黏液（沉積在消化道內、將消化道堵塞的毒素），還能促進腸胃蠕動。

這些祛風藥草通常味道芬芳，因為它們含有一種揮發油，能刺激消化道神經（掌管胃部、小腸和大腸的風型能量），促進消化並將累積在體內的未消化食物原料排出。

正如同風會把火吹得更旺一般，這些祛風藥草在刺激風型能量時也會增強「阿耆尼」。它們在這兩方面的功效就像那些具有興奮作用的藥草，以及其他能刺激風型能量又能強化「阿耆尼」的藥草一般。但那些具有興奮作用的藥草往往是透過直接增強「阿耆尼」來促進消化，而祛風藥草則是比較間接地透過調理風型能量來達到同樣的效果。因此，它們對那些因為神經疾患、焦慮和憂鬱而消化不良的病人特別有益。

祛風藥草和那些能夠鎮靜神經的藥草有密切關係。它們可以分解所有通道內的堵塞物（srotas），讓神經系統恢復暢通，並緩解痙攣和疼痛。它們可能也有發汗和祛痰的作用，而且往往可以促進人體的循環。此外，它們還能提振精神，並促進生命能量的流動。

所有的祛風藥草都能讓風型能量流動，藉此去除累積的風型能量，但由於它們屬性乾燥，如果使用太久或劑量太大，可能會增加風型能量。

這類氣味芬芳的祛風藥草大多都是熱性的，而且通常味道辛辣。但有另外一類是涼性的，而且往往具有苦味。

熱性的祛風藥草可能會增強火型能量，其中有些甚至會使胃酸變多。因此，在這種情況下，最好使用涼性的祛風藥草。後者在減少風型能量方面比較可能產生長期的效果。此外，所有芳香的祛風藥草因為具有乾燥作用，所以都能減少水型能量。

大多數香料都屬於這類藥草。由於它們是調味品，因此應該作為一般人（尤其是那些風型體質的人）日常飲食的一部分。由於大多數疾病都源自消化不良，因此如果能每餐能吃一到五克的這類藥草，許多疾病都能痊癒。將這些香料連同食物或滋補藥草一起服用，具有回春的效果。它們可以治療許多充血性的疾病和神經問題。

典型的熱性祛風藥草包括：印度藏茴香、阿魏、羅勒、月桂葉、菖蒲、小荳蔻、肉桂、丁香、大蒜、薑、杜松子、肉荳蔻、陳皮、牛至、百里香、薑黃和纈草。

典型的涼性祛風藥草包括：洋甘菊、貓薄荷、菊花、芫荽、孜然、蒔蘿、茴香、萊姆、香附子、薄荷、綠薄荷、冬青。

（請參見「具有興奮和助消化作用的藥草」。）

發汗藥草

發汗藥草能夠促進排汗，從而使體內的循環恢復正常、退燒解熱、消除寒氣，並排除體表的毒素。強效的發汗藥草被稱為「發汗劑」(sudorifics)。

它們可以用來治療初期和急性期的感冒和流感以及氣喘和關節炎等慢性病，藉以緩解病人體表的問題。在感冒和熱病的初期或急性期，體表的防衛能量會處於癱瘓狀態，以致病人無法排汗，循環也受阻。發汗藥草可以刺激並恢復身體的防衛能量。

這類藥草會產生以下療效：

1. 促進排汗。
2. 緩解肌肉的緊張狀態和關節疼痛。
3. 緩解由外部因素(與感冒和流感有關)而導致的發燒現象。
4. 使得發炎性皮膚病能更快長出疹子並加速痊癒。
5. 幫助體表的水分散發、消除臉部水腫。
6. 緩解感冒和鼻塞所引起的頭痛。

因此它們是對抗疾病的第一線藥物。

阿育吠陀醫學根據能量的不同，將發汗藥草分成兩種，分別是熱性的發汗藥草和涼性的發汗藥草。

大多數發汗藥草都是熱性的。它們通常都是能夠減少水型和風型能量但會增加火型能量的辛味藥草。要知道，大多數感冒都是水型能量造成的，是寒氣和溼氣入侵身體的結果，而將這些寒氣與溼氣帶進身體的則是風型能量。熱性的發汗藥草可以驅散風型能量、寒氣與溼氣，從而治癒普通感冒。它們通常有興奮和祛痰的作用，也可能具有抗氣喘、抗風溼的功效。

涼性的祛風藥草通常介於苦味和辛味之間。它們能夠減少火型和水型能量，但會增加風型能量，因此比較適合用來治療火型體質的感冒，對因毒素入侵血液而造成的高燒、喉嚨痛和其他發炎症狀比較有效。它們通常可以改善體質，也可能具有利尿作用。

熱性的祛風藥草會提高身體的溫度，並透過排汗來驅散體內寒氣。涼性的祛風藥草則會透過出汗降低身體的溫度，讓熱氣和毒素經由皮膚排出。兩種藥草都能排除水分、痰液和水型能量。

水型體質由於比較潮溼，需要採用強效的發汗藥草。火型體質則必須採用效果比較溫和的涼性祛風藥草。如果使用熱性的祛風藥草或做蒸汽浴、三溫暖等等，雖然可以降低水型能量，卻可能使火型體質惡化。風型體質則需要用溫和的熱性發汗藥草來使病人乾燥的體表變得溼潤，但強效的發汗療法可能會使風型能量變得更加乾燥。

要記住：病人所罹患的感冒和流感不一定和他（她）的體質同型。火型體質的人也可能罹患水型的感冒。事實上，大多數感冒都是水型的，至少初期是如此。這類短期疾病可以針對症狀來治療。

發汗藥草能夠淨化淋巴和血漿。涼性的發汗藥草或許也有淨化血液的作用。發汗藥草有助淨化細微的通道和毛細血管。它們主要作用於肺部和呼吸系統，但也能幫助人的心靈敞開、呼吸暢通、增加生命能量，淨化鼻竇和感官，並且刺激神經系統。涼性的發汗藥草還有淨化肝臟和血液的功效。

在阿育吠陀醫學中，發汗藥草是淨化療法中初期治療的一部分。醫師在用油脂為病人按摩，藉以軟化他們體內的毒素後，會用發汗藥草來溶解那些毒素，使它們得以開始流動並進而排出體外。之後，他們通常會以催吐、通便或灌腸等方式做主要的治療，但有時也會以發汗療法為主。

發汗療法並不一定需要用到藥草，也可以透過火焰、蒸汽、運動、泡熱水澡等方式。醫師在讓病人泡熱水澡、蓋熱毛毯以及斷食時應該同時使用發汗藥草來治療。

典型的熱性發汗藥草包括：白芷、羅勒、蠟楊梅、樟樹、小荳蔻、肉桂、丁香、麻黃、尤加利、薑、杜松子、鼠尾草、百里香和野薑（即杜衡）。

典型的涼性發汗藥草包括：澤蘭、牛蒡、貓薄荷、洋甘菊、菊花、芫荽、接骨木花、歐夏至草（苦薄荷）、木賊、薄荷、綠薄荷和蓍草。

利尿藥草

利尿藥草能夠增加排尿量，並提升腎臟與膀胱的功能。它們可以在所有組織的水型能量上產生作用，從而減少並去除毒素。

這類藥草主要是透過利尿的作用達到排毒和淨化的效果。它們可以排除身體中的水元素，藉此減少體內的土元素。因此，就像所有通便藥草一樣，利尿藥草在使用時也必須小心。

利尿藥草會減少體內的水分，降低水型能量（這種能量主要的成分就是水）。它們的味道通常是苦、澀或辛辣的。同樣地，它們也往往會讓風型能量變得更乾。如果這類藥草具有苦、澀和辛辣這幾種能夠降低水型能量、減少溼氣的味道，它們的乾燥作用就會更加強烈。

除此之外，利尿藥草也能減少火型能量。許多（甚至可以說是大部分）利尿藥草降低火型能量的效果甚至比降低水型能量更強。這不僅是因為火型能量的屬性也有點油，也是因為排尿亦是散發身體熱氣、去除血液中的酸性物質和毒素、冷卻並淨化血液的一種方式，因此能夠降低火型能量。

具有乾燥作用的熱性辛味藥草能夠透過發汗的方式排出身體的水分，也能藉由祛痰的方式透過嘴巴把黏液排出。正如水在火的作用下會向上蒸發一般，具有乾燥作用的熱性藥草也能淨化我們的系統。

相反的，具有乾燥作用的涼性苦味和澀味藥草則能透過排尿的方式將水分往下排放。涼性的藥草具有下沉或收縮的作用，就像熱性藥草會產生向上的發散作用一般。

利尿的藥草通常具有降火和乾燥的作用，這和火型能量的特性（既熱又溼）正好相反。因此，利尿藥草可以用來除溼解熱，以緩解腹瀉和痢疾等症狀，並且降低腎臟、膀胱、肝臟和膽囊的火氣。它們還能以增加尿液排放量的方式，幫助腎臟、膀胱和膽囊將結石排出體外。這類可以幫助人體排出結石的藥草被稱為「溶石藥草」（lithotriptic）。

此外，利尿藥草因為能夠降低水型能量，因此可以消除水腫以及累積在身體組織（尤其是下半身的組織）裡的水分（如果要消除臉部、頭部和胸部的水腫，通常用發汗和祛痰的藥草會比較有效）。同時，它們還有助消脂減重，尤其是在體內的脂肪主要是由水分構成的情況下。

利尿藥草可以刺激膀胱與腎臟的功能，但並沒有什麼補腎的效果。此外，它們因為具有乾燥作用，可能會造成便祕和皮膚乾燥的現象。如果一個人尿量很少卻沒有水腫，就需要使用具有溼潤（而非乾燥）作用的療法。在這種情況下，醫生通常會避免使用利尿藥草。遇到風型體質的病人，我們需要補充他們身體組織裡面的水分，藉以增加他們的排尿量。也就是說，我們要採用滋補性的療法，不能使用利尿藥草。後者或許是最能增加風型能量的藥草，因此要避免使用在那些仍處於康復期、身體衰弱而脫水的病患身上。

利尿藥草也可以分成涼性和熱性這兩種，以涼性的占多數。涼性的利尿藥草往往也具有發汗、改善體質或退熱的功能，可以用來治療發燒和感染性疾病，尤其是泌尿生殖系統的感染（如皰疹）或肝臟和膽囊的感染。

熱性的利尿藥草（如杜松子）往往也具有發汗、興奮和祛痰的功能，還可能有抗風溼的作用。在治療火型體質的腎臟或膽囊發炎時，要避免使用這類藥草，除非同時用更多的涼性藥草來平衡其藥效。

有些利尿藥草除了具有乾燥、利尿的作用之外，也有降火和滋潤的功效，能夠舒緩泌尿系統的黏膜。這類藥草包括藥蜀葵、大麥和蒺藜。醫師在開立利尿處方時往往會添加一種這類藥草，以舒緩和保護腎臟，使其不致因為受到利尿藥草的乾燥和刮削作用影響而感到疼痛不適。

典型的涼性利尿藥草包括：蘆筍、大麥、布枯、牛蒡、原拉拉藤（或稱「豬殃殃」）、芫荽、玉米鬚、蒲公英、茴香、蒺藜、紫花蘭根（gravel root）、木賊、檸檬草、藥蜀葵、車前草、黃細心、綠薄荷和熊果葉。

典型的熱性利尿藥草包括：印度藏茴香、肉桂、畢澄茄、大蒜、杜松子、麻黃、芥末、歐芹和野胡蘿蔔。

通經藥草

通經藥草就是那些能幫助月事來潮並調節月經的藥草，因此它們能治療許多女性生殖系統特有的病症，包括經期前症候群、子宮腫瘤或感染等。在阿育吠陀醫學中，這類藥草被稱為「行血藥草」(raktabhisarana)，能夠促進血液循環。

通經藥草大致上介於辛味到苦味之間，能夠緩解充血現象、清除血栓並讓女性的月事來潮。它們能夠溫暖血液、改善血液品質並刺激心臟。這類藥草可能是熱性，也可能是涼性的，但以涼性的占多數。

女性的生殖系統與血液密切相關，因此它本質上是火型的。遇到月經不調的情況要看它是由火型能量過多抑或過少所導致。當然，這兩種狀況不能採取同一種療法。月經不調的現象如果是因火型能量過多而導致，就比較適合使用涼性的通經藥草。如果是因火型能量太少而引起，則要使用熱性的通經藥草。

大多數涼性的通經藥草都比較適合用來治療因子宮感染或出血等症狀而造成的月經不規則現象。這類藥草也有助安定情緒、撫平憤怒與暴躁的脾氣。大多數熱性的通經藥草則比較適合用來調理因受寒、過勞或神經焦慮而導致的月經遲來現象。

通經藥草可能也有止痙攣作用，能夠緩解子宮痙攣和疼痛的症狀。具有利尿作用的通經藥草可以舒緩經前水腫現象。具有止血作用的通經藥草則比較適合用來改善經血過多的症狀。

典型的熱性通經藥草包括：白芷、阿魏、肉桂、棉花根、薑、艾蒿、沒藥、歐芹、普列薄荷、紅花、當歸、薑黃、纈草。

典型的涼性通經藥草包括：聖薊、洋甘菊、菊花、木槿、茜草、益母草、香附子、櫻草花、歐洲紅莓、薔薇、北印地安蔓草和蓍草。

通經藥草主要是透過增加掌管排放、排尿和性功能的下行性風型能量（apana vayu）達到通經作用。因此，它們往往具有緩瀉作用，也有催產效果，因此其中有許多不可用在孕婦身上。

在阿育吠陀醫學中，還有另外一類通經藥物，就是那些能夠滋補女性生殖系統，使其恢復活力的藥草。這是屬於滋補、回春和催情藥草的子範疇，其中主要包括那些能夠補血、潤溼並滋養女性生殖器官的甜味藥草，因此它們能夠治療那些因為疾病、營養不良或老化而導致的器官衰弱現象。

具有滋補和回春作用的典型通經藥草包括：蘆薈、白芷、棉花根、假獨角獸根、甘草、蓮子、沒藥、芍藥、地黃、天門冬、玉竹、野山藥，以及木槿、茉莉、玫瑰和番紅花等花朵。除了這些藥草外，阿育吠陀療法也會使用各種鐵劑。

祛痰和舒緩藥草

祛痰藥草能幫助體內的痰液和黏液排出，淨化肺部、鼻道和胃部。它們可用來治療呼吸道的疾病、慢性或急性感冒、流感、氣喘、支氣管炎和肺炎。在阿育吠陀醫學中，這類疾病被稱為「kasa」和「svasa」，意思就是「咳嗽」與「呼吸困難」。

這類藥草對消化問題也有幫助，因為黏液是源自胃部，而且這些黏液可能會堵塞消化道，造成消化和吸收不良的現象。

痰液和黏液有可能聚積在體內的任何一個地方，造成各種腫瘤（通常是良性的）。舉例來說，它們可能會累積在皮膚底下，也可能會堵塞循環通道以及其他系統，導致各種疾病，其中包括神經性疾病在內。

祛痰藥草分成兩種，作用的方式不同。有些祛痰藥草（例如薑）是藉著乾燥作用排除黏液。這類藥草以味道辛辣的熱性藥草為主，而且可能也有興奮、發汗或祛風的作用。不過，其中有幾種（例如歐夏至草）則是涼性的苦味藥草，特別適合用來治療火型疾病。

另外一種祛痰藥草則是透過潤溼作用排除黏液。它們能夠增加並稀釋水型能量，使它得以流出體外，甘草便是其中一個例子。這類藥草以涼性的甜味藥草為主。它們含有黏性物質，除了具有緩和和軟化作用之外，也能軟化並舒緩皮膚與黏膜。

具有乾燥作用的熱性祛痰藥草可以驅除寒氣與溼氣，減少水型能量與毒素，增加火型能量與「阿耆尼」，對水型或水、風混合型的感冒和呼吸系統疾病特別有益。

具有溼潤作用的涼性祛痰藥草可以驅除熱氣，使身體不再乾燥，並稀釋水型能量與毒素，比較適合用來治療風型或風、火混合型的感冒和喉嚨痛或頻頻乾咳等呼吸系統的疾病。

大多數祛痰藥草都能緩解咳嗽，因為導致咳嗽的原因通常是黏液堵塞或刺激呼吸道所致。因此我們把大多數鎮咳藥草都歸入這個類別，不過其中有些因為具有鎮定神經或抗痙攣的特性，具有比較特殊的療效。

咳嗽也分成溼咳（有痰）或乾咳（無痰）兩種，應該以合適的藥草分別加以治療。痰液清澈且量多的咳嗽或感冒，通常顯示病人屬於又冷又溼的水型體質。痰液呈黃色或黏膜有發炎現象的咳嗽或感冒，通常顯示病人有發燒現象或者屬於又溼又熱的火型體質。痰少且伴隨寒顫現象的乾咳通常顯示病人屬於風型體質，尤其是久咳不癒時。

咳嗽和感冒基本上是水型體質的病症，因為黏液就是水型能量，而且水型能量所積聚的部位就是胃部和肺部。長期性的感冒與黏膜充血現象往往在做完催吐治療（可算是一種激烈的祛痰療法）後都可以得到緩解。

具有潤溼作用的祛痰或舒緩藥草可以用來外敷，以幫助瘡口、傷口或潰瘍癒合。它們具有滋養作用，能夠促進細胞生長，也有消炎作用。

它們是西方藥草中最接近阿育吠陀醫學中的真正補藥，具有甜味和營養價值，能夠直接滋養並強化體內的所有器官和組織，可被稱為「補肺藥草」。其中有些具有回春作用，有些則具有軟化作用，可以當成緩瀉劑使用。

具安撫作用的舒緩藥草因為有安撫鎮靜的功效，因此有助安定心臟和神經。它們是有效的神經鎮定劑，可以用來治療風型體質的脫水與組織耗損等病症。舒緩藥草也可以紓解因乾燥而引起的摩擦，使人體的生理功能不致受到刺激，也能使黏膜與結締組織得到滋養。

兩種祛痰藥草可以混合使用，藉以平衡彼此的作用。具有乾燥作用的熱性祛痰藥草（例如薑）可以和一種具有潤溼作用的祛痰藥草（如甘草）一起使用，以免因為它們的乾燥或升溫作用而增強風型或火型能量。具有潤溼作用的涼性祛痰藥草由於屬性沉重、難以消化，可能會使得毒素增多，因此在使用時可能必須添加一種熱性的辛味藥草（例如薑）。一個藥方的效果取決於其中占多數的藥草，而且不應該只有一種作用。

具有乾燥作用的典型祛痰藥草包括：澤蘭、菖蒲、小荳蔻、肉桂、丁香、蓽澄茄、土木香、乾薑、歐夏至草、牛膝草、芥末籽、陳皮、蓽拔（長胡椒）、鼠尾草、野薑、北美聖草。

具有潤溼或舒緩作用的典型祛痰藥草包括：竹子、繁縷、紫草、亞麻籽、鹿角菜、甘草、鐵線蕨、藥蜀葵、牛奶、原糖、滑榆皮和黃精。

典型的鎮咳藥草包括：杏仁、蠟楊梅、款冬、麻黃、尤加利、洋紫菀、歐夏至草、毛蕊花、藁本、百里香和野櫻桃。

緩瀉與通便的藥草

緩瀉藥草能夠促進大腸蠕動，消除便祕，有助於排出堆積在腸子裡的食物和毒素。它們的效果有強有弱。效果較弱的被稱為「緩瀉劑」(laxatives)或「輕瀉劑」(aperients)，效果較強的則被稱為「通便劑」(purgatives)或「清腸劑」(cathartics)。

通便劑能迫使腸道排空，可能會造成腹瀉和腸絞痛，同時往往因具有刺激效果，可能會造成疼痛和裡急後重的感覺，因此應該小心使用。通便的藥草通常是涼性的苦味藥草(例如大黃)或熱性的油(例如蓖麻油)。

溫和的緩瀉劑大多是具有潤溼作用的藥草和大便成形劑(例如麩皮)。它們可以透過潤滑腸道的方式促進排便。有些涼性的苦味藥草(例如美鼠李皮)也具有溫和的緩瀉作用，但它們是透過刺激腸道蠕動而產生緩瀉作用，比較像是效果較弱的通便劑。

當病人有便祕現象，或者舌根有明顯的舌苔時，就表時他（她）的大腸內有毒素累積。這時就必須使用緩瀉劑和通便劑。即使排便規律的人士可能也有大量糞便堆積在大腸裡而需要通便。大腸裡有毒素時，可能會造成腹瀉，這時也可以使用通便藥草。此外，在病人發燒後期，也可以使用通便藥草來幫助他們把毒素排出體外。

長期性的便祕以及年長者的便祕通常是屬於風型的病症，是大腸乾燥、氣體堆積的結果。這樣的情況通常要用溫和、具有潤溼作用或有助糞便成形的緩瀉藥草來治療。如果使用強效的通便劑，會使病人感到疼痛不適。但如果是因風型能量累積而導致毒素過多，有時就必須使用強效的通便劑。在這類情況下，熱性的油（例如蓖麻油）特別有效。

火型體質因為具有潮溼的特性，很容易腹瀉，但在火氣很旺時，也可能會便祕。這兩種狀況都可以使用涼性、苦味、作用在小腸的通便藥草來治療。通便是讓身體排除火型能量、熱氣和膽汁的最有效方法。

不過，當病人的小腸黏膜有發炎或潰瘍的現象（這通常是火型體質的病症）時，如果使用強效的通便劑，可能會造成不適。這時就要用具有潤溼作用的涼性緩瀉藥草（例如洋車前子）。

水型體質可能會因為消化能力不足以致腸道堆積了太多痰液、黏液和未經消化的食物分子而出現便祕現象。這時就要用具有乾燥作用的緩瀉藥草來治療。如果用大便成形劑或具有溼潤作用的緩瀉劑將會使得腸子更加堵塞。

緩瀉藥草往往會抑制消化作用，如果長期使用可能會產生過度刺激的結果，從而使得腸道蠕動變慢，因此這類藥草應該和具有興奮或祛風作用的藥草（例如薑和甜茴香籽）一起使用。便祕或大腸毒素累積的問題也可以用增強消化力（阿耆尼）的方式來治療。遇到風型或水型體質的便祕，用具有興奮和祛風作用的熱性辛味藥草就可以改善，不一定要使用緩瀉藥草。大腸乾燥的現象可能和肺部乾燥有關。這種情況更適合使用具有潤肺效果的緩瀉藥草（如甘草或亞麻籽）。

典型具有溼潤作用或能使糞便成形的緩瀉劑包括：麩皮、亞麻籽、印度酥油、甘草、洋李乾、洋車前子、葡萄乾、天門冬、溫熱的牛奶。

強效的通便劑包括：蘆薈（粉）、蓖麻油、巴豆、瀉鹽、風茄、大黃、番瀉。

具有緩瀉作用但強度各異的涼性藥草包括：蘆薈、藍旗鳶尾、美鼠李皮、紫錐花、龍膽、大黃、番瀉葉、皺葉酸模。

強效的通便劑可以和溫和的緩瀉劑一起使用以便將作用控制在適當的程度，但兩者之間並沒有一定的區分。

鎮定神經和抗痙攣的藥草

所謂「鎮定神經的藥草」指的是那些能夠增強神經系統功能的藥草。它們可能具有興奮或鎮靜作用，能夠用來矯正神經功能過度發達或不足的現象。由於它們對心智有很強大的作用，因此可以用來促進心理健康，使神智更清楚，同時也有助治療心理失調現象與心理疾病。

大多數能夠鎮定神經的藥草也具有抗痙攣作用。它們能夠緩解隨意肌與不隨意肌的痙攣，抑制震顫和抽搐現象。此外，它們也有助擴張氣管，並抑制支氣管的痙攣，因此可以用來治療呼吸道的疾病。其他一些藥草則可能有助緩解經痛與頭痛的現象。

這類藥草有許多都具有香味（例如薄荷或纈草），這是因為掌管神經系統的主要能量就是風型能量（Prana），而芳香藥草本身就含有許多風型能量，因此可以直接對神經系統的能量產生作用。這類芳香藥草可以打開心靈和感官，暢通管道、疏通阻塞、抑制疼痛並讓身心系統的能量得以再次順暢地流動。

能夠鎮定神經的芳香藥草往往也具有祛風和健胃的作用，能夠消除腸氣和腸道痙攣的現象。其原因從阿育吠陀的生理學理論便可看出來。掌管神經系統的風型能量會累積在大腸內，進而入侵體內的組織元素，而可以滋養神經和骨骼組織的營養素（主要是油脂）也是在大腸被吸收。因此，如果能減少大腸內的風型能量，便可以從根本上降低神經系統內的風型能量。所以，能夠減少風型能量的藥草便可以同時治療神經系統與大腸的問題。

一般來說，阿育吠陀醫學把神經質的現象視為風型症狀。這是因為風型能量掌管神經反應，而風型能量的特性就像空氣或風一樣，是衝動、搖擺、過於敏感的。大多數神經系統的疾病都是風型疾病。因此，在治療神經方面的疾病時，我們必須先考慮它們是否由風型能量所造成。事實上，大多數神經痛、腰痛、坐骨神經痛、癱瘓和退化性神經疾病都是風型疾病。

不過，許多情緒或神經方面的疾病可能是由其他兩種能量所導致。比方說，因憤怒而引起的疾病就是火型疾病。有時，風型能量可能會被其他兩個元素堵塞或增強。這時，表面上看起來是屬於風型的疾病骨子裡其實是因火型能量或水型能量過多所造成。因此，我們必須找出主要的病因，不能光是看表面的症狀。

風型的情緒（例如恐懼和焦慮）會使腎臟和腎上腺變得衰弱，破壞神經，導致失眠、精神不穩定、神經痛、抽筋和痲木，而這些最後又可能導致神經組織的耗損。大多數能夠鎮定神經的藥草（尤其是那些有香味的）都能使風型能量流動，從而有助去除因為阻塞而導致疾病的風型能量。

有些藥草不僅味道芳香，還具有惰性（沉重或呆滯的特性）。這些藥草特別適合用來使不安定的風型能量穩定下來，去除過多的風與乙太元素。這類藥草包括阿魏、大蒜和纈草。

不過，如果病人有神經組織缺損的現象（這往往是由營養不良所導致），就必須採用南非醉茄或甘草等有滋養性的藥草（請參見「補藥」一節）。然而，能夠鎮定神經的芳香藥草因為具有乾燥作用，如果使用過量，可能會使神經變得更加衰弱，也可能會造成過度的刺激。

火型的情緒（如憤怒、嫉妒、仇恨等）會使得血液、肝臟和心臟的溫度升高，形成內火，可能會造成高血壓、失眠、焦躁易怒以及其他心理和神經失調的現象，也可能會使神經耗損。那些火型能量很旺、好鬥，過著企業主管式生活的人經常會出現這樣的狀況。

由火型能量所造成的神經疾病往往只要用一般性的抗火型能量藥草（如苦味補藥或有通便作用的藥草，請參見「火型體質的調理」一節）就可以了，不一定需要用到鎮定神經的藥草。

不過，許多（甚至大多數）能對心靈產生作用的藥草都是涼性的。這是因為心靈之所以失衡，主要是受到負面情緒的影響，而這些負面情緒就像火型能量一樣，會製造熱氣。一個平靜清明的心靈通常是冷靜的（涼性的）。因此，許多對心靈有益的藥草（例如雷公根）其抗火型能量的效果都很好。

水型體質的神經疾病主要是因神經系統遲鈍、呆滯、沒有活力所致。在心理上，水型體質的人容易為貪婪、欲望、愛戀所苦，放不下過往，因此他們在心智和神經方面都需要刺激。那些能夠鎮定神經且味道芬芳、有興奮和解充血作用的藥草最適合水型體質使用。大多數芳香藥草因為具有乾燥作用，也很適合水型體質。

那些讓風型和火型能量沉睡的藥草可能會喚醒水型能量，黃芩便是其中一個例子。同一種藥草會對不同的體質產生不同的影響。能讓一種體質鎮靜下來的藥草可能會讓另外一種體質感到興奮。

許多能讓心靈平靜的藥草往往對三種體質都有正面的影響。這是因為當三種能量保持在平衡狀態時，心靈才能保持平靜。因此，有些鎮定神經的藥草可能對三種體質都有益處，尤其是在少量或短期使用的時候。這類涼性的芳香藥草（例如薄荷、洋甘菊或茴香）可以被廣泛用來當成溫和的神經鎮定劑。它們因為具有乾燥作用，可以緩解水型體質。此外，因為它們是涼性的，所以能夠降低火型能量，而它們的芳香作用則可以去除堵塞的風型能量。

就像其他幾類藥草一樣，鎮定神經的藥草也分成熱性和涼性的。涼性的藥草通常比較適合火型體質，熱性的藥草則比較適合風型和水型體質。不過，兩種藥草都可以減少水型能量並且在某種程度上使阻塞的風型能量開始流動。

具有鎮定神經和止痙攣作用的典型熱性藥草包括：阿魏、羅勒、蠟楊梅、菖蒲、樟樹、尤加利、大蒜、印度沒藥、拖鞋蘭（杓蘭）、艾蒿、沒藥、肉荳蔻、普列薄荷、罌粟籽、鼠尾草、纈草。

具有鎮定神經和止痙攣作用的典型涼性藥草包括：藥水蘇、旱蓮草（Bhringraj）、貓薄荷、洋甘菊、雷公根、蛇麻草、茉莉、甘松、歐益母草、毛蕊花、燕麥桿、西番蓮、胡椒薄荷、檀香、黃芩、綠薄荷、聖約翰草、馬鞭草、野山藥。

還有一些鎮定神經的特殊藥草比較像是藥物，而且有許多藥物都是由這些藥草提煉而成。它們之所以會產生作用是因為它們含有若干化學物質或生物鹼。這類由微小化學分子所具有的特殊功效與味道的能量無關，被視為「特殊功效」的例證。它們的作用很強，但因為有副作用，可能會導致癱瘓。這類藥草大多數都有毒性，而且會大大增強火型體質，應該小心使用。它們不在本書所討論的範圍內，但其中有些藥草因為具有這些特殊功效，一直被應用在傳統的阿育吠陀療法中，例如曼陀羅、毛地黃、大麻和鴉片等等。

有些金屬、礦物和寶石對人類的心靈和神經系統也有特殊作用。阿育吠陀療法會以特別的手法炮製這些東西，使它們對人體沒有毒性。這類化合物和古老的煉金術傳統有關，被稱為「悉達瑜伽化合物」（Sidha Yoga compounds）。其中有許多可以追溯到偉大的佛教哲人龍樹菩薩。他也是一位了不起的阿育吠陀醫師，據說活了好幾百歲。這些化合物和長壽療法（請參見「補藥」一節裡的「回春藥草」）也有關係，是阿育吠陀醫學的另一特色。

具有興奮和助消化作用的藥草

在西方藥草學中，這類藥草就是那些具有廣泛地興奮作用、能夠增進或助長所有器官功能的藥草。它們之所以會有這樣的效果主要是透過刺激消化作用達成。

這類藥草大多是熱性的辛味藥草，其中包括大多數的香料、各種胡椒、辣椒和薑。它們的作用是提升體內的溫度，驅走體內的寒氣、促進新陳代謝和血液循環。

它們是最能增強消化火焰「阿耆尼」的藥草，因此也最能清除體內累積的毒素。它們就是阿育吠陀醫學中的「Agni Dipana」和「Ama Pachana」，也就是能夠強化「阿耆尼」並分解毒素的藥草。它們含有大量的「阿耆尼」，因此即使人體內的「阿耆尼」很弱，它們還是能夠把毒素燒掉。

這類藥草能夠暖胃、增進食慾、暖血並刺激感官。它們往往具有抗細菌和抗寄生物的作用，能夠強化自體免疫系統。它們雖然無法真正強健身體，但能加速食物的吸收，從而達到強身健體的效果。這類藥草往往會和具有滋補和營養作用的藥草與食物一起服用。

它們是最能增強火型能量、降低水型能量的藥草。一般來說，它們會減少風型能量，但因為它們具有乾燥作用，如果使用過量，也可能會增強風型能量。

這類藥草對各種含有毒素的體質有益，可以被少量用來調節含有毒素的火型體質。除了清除毒素之外，它們也有助退燒，可以和苦味補藥和退熱藥草一起服用，以達到退燒的效果。

許多具有興奮作用、能夠促進消化的藥草也能刺激腸胃蠕動，因此也有祛風、健胃的功效。其中許多還能提升體表的溫度、促進排汗，因此具有發汗的效果。此外，它們也能增進食慾。有許多這類藥草還有祛痰的功效，有助排除胃部、肺部和鼻道的黏液（水型能量），並使人流淚。同時，由於它們能夠促進血液循環，因此也有一些淨化血液的功效。

這些刺激消化系統的藥草和刺激神經系統的藥草有關，可能會使血壓升高或導致失眠。因此，只有在病人原本的身體功能較為虛弱、需要增強的情況下，才能使用這類藥草，不能利用它們來讓病人得以耐受過度的活動。

當病人消化能力低下、體內有溼氣和毒素、舌頭上有舌苔，而且新陳代謝和血液循環緩慢時，就可以使用這類藥草來改善症狀。

但如果病人有脫水、體液不足和黏膜發炎等症狀時，就要避免使用這類藥草。此外，它們也不應該直接被塗在黏膜上。

具有興奮作用的典型藥草包括：印度藏茴香、阿魏、黑胡椒、卡宴辣椒、肉桂、丁香、大蒜、乾薑、山葵（辣根）、芥末、洋蔥、蓽拔（長胡椒）、花椒。

西方藥草學認為有些涼性的苦味藥草或苦味補藥具有興奮作用。這就像是我們如果沖個冷水澡或在冷水裡泡一下，就能讓身體變得溫暖起來一般。阿育吠陀醫學則認為這類藥草更適合用來促進毒素的分解，而非食物的消化。

（關於這類具有興奮作用的涼性苦味藥草，請參見「苦味補藥和退熱藥草」一節。）

補藥

A．具有滋養作用的補藥

阿育吠陀醫學中的「補藥」指的是能夠滋養身體組織的物質。所謂「具有滋養作用的補藥」就是能夠滋養身體，並增加身體的重量和密度，使身體組織更加緊實的藥草。這類草本食物對人體內因疾病而耗損或衰弱的組織或器官很有益處。

補藥的味道或後消化作用通常是甜的。一般來說，它們的性質與水型能量相同，而且主要是由土和水元素所構成。

它們通常是重量較沉、含有油脂或黏液的藥草，可以增加必要的體液、肌肉和脂肪，補充血液和淋巴液，增加奶水和精液，能夠幫助身體虛弱、消瘦、沒有活力以及正在康復期的病人恢復元氣。它們具有軟化、鎮定和協調作用，能讓人放鬆並鎮靜神經。

滋養性的補藥通常會減少風型能量和火型能量，增加水型能量。但其中也有一些是熱性的（例如人參和芝麻），可能會增強火型能量。由於它們會使毒素增加，因此不適合用在有毒素的情況下，不過它們有助軟化毒素，使那些毒素在其他主要的藥草作用下排出。這類補藥都是具有潤溼作用的涼性藥草，最適合用來緩解風型體質的乾燥現象。

不過它們也是沉重而難以消化的。當病人（尤其是風型體質的病人）的「阿耆尼」很弱時，醫師通常會將這類藥草和各種具有興奮或祛風作用的藥草（例如薑或小荳蔻）一起使用，讓它們比較容易被吸收。

最適合火型體質的是那些澀味（或苦味）與甜味兼具的藥草（例如紫草或天門冬）。由於它們是涼性的，因此可以供那些正在發高燒、罹患毒血症、潰瘍或罹患其他發炎性火型病症後處於休養期的病人使用。

這類藥草多具有祛痰、緩和和軟化的作用。它們能舒緩並滋養身體的黏膜，讓體液和各種分泌物恢復正常。因此，它們特別能夠滋養肺部和胃部的黏膜，幫助肌膚癒合，並且軟化肌膚，緩解肌膚的緊繃與疼痛。

為了提升這類藥草的滋養效果，阿育吠陀療法還會同時讓病人服用一些具有營養的甜味物質，例如牛奶、印度酥油和原糖等。

典型的滋養性補藥包括：杏仁、印度醋栗（餘甘子）、當歸、心葉黃花稔、椰子、紫草、海棗、亞麻籽、人參、蜂蜜、鹿角菜、甘草、蓮子、藥蜀葵、牛奶、葡萄乾、地黃、鋸棕櫚、芝麻、天門冬、滑榆皮、玉竹、穗甘松、糖、葛根、野山藥。

B．具有回春作用的補藥

回春學是阿育吠陀藥草學的巔峰。阿育吠陀療法以復原身心為宗旨，它所追求的不僅是長壽，也希望能讓人們擁有純淨的覺知、天然的創造力以及自發性的喜悅。

除了尋求肉身的不朽（在某個深層的和諧狀態下，這是可以做到的）之外，阿育吠陀醫學也尋求心智上的不朽，希望能透過大腦細胞的每日更新，讓人到老年之時，頭腦和心靈仍然像孩童時那般清明。

這樣的學問被稱為「回春術」（Rasayana）。「Rasa」指的是「本質」，「ayana」是「進入」的意思，因此「回春術」意味著「進入本質」，也就是直抵我們身心存在的本質，並恢復它原有的活力。

具有回春作用的物質能夠重建身心，防止衰敗並延緩老化，甚至可以逆轉老化的過程。它們不僅能增加身體的重量，還可以提升它的品質。這類物質比單純的滋養性補藥更微妙、作用更明確，效果也維持得更久，可以讓體內的各種器官、組織和能量維持在最佳狀態。它們大多數都是甜的（至少它們的後消化作用是如此），但也有些例外，有些甚至不見得有營養。適合水型體質的回春補藥可能是辛味的熱性補藥。

這類具有回春作用的物質往往有一些獨特的能量。它們的作用除了取決於味道和能量之外，也取決於它們的「特殊功效」。

根據阿育吠陀的理論，植物具有「蘇摩」（Soma），意即「能使人長生不老的甘露」。所謂「蘇摩」，就相當於人體內那微妙、能令人精神煥發的核心體液「活力素」（Ojas）。人的覺知、體力、耐力和和體內組織的壽命都要仰賴「蘇摩」。

「蘇摩」是神經系統的微妙能量，是所有食物、印象和經驗經過消化後的精華。因此，它是我們享受生命的能力。「蘇摩」被稱為「諸神的食物」，因為其中蘊含了在萬事萬物中找到喜悅的能力。

古老的阿育吠陀回春術主要的目的是在改造大腦，讓人類得以真正覺醒。這是因為人類的「舊大腦」因為小我的恐懼、欲望與野心而受到了制約，而阿育吠陀的回春術可以超越這樣的制約，造成「奇蹟般」的改變。

真正的「蘇摩」是情緒和感知淨化後的精華。這種澄明的覺知就是甘露，能使大腦細胞產生轉變。

時至今日，我們已經不知道最初是哪一種植物被用來做成「蘇摩」，甚至不知道它是否由某一種特定的植物產生。不過，所有的回春藥草都有類似的用途與功能。

醫師在實施回春療法時，會採用若干特殊的藥草，但回春療法的範圍遠遠超越一般的醫藥，還包括真言和與冥想在內。事實上，後面這兩者才是回春療法真正的催化劑。

最高層次的回春療法乃是內在的轉變。這種療法被稱為「Brahma Rasayana」。「Brahma」是「擴張」的意思，指的是生命創造力的無限擴張。透過冥想，我們可以超越已知的限制，超越大腦功能的侷限。

典型的回春藥草包括：

適用於風型體質的：南非醉茄、菖蒲、大蒜、人參、印度沒藥、訶子。

適用於火型體質的：蘆薈、印度醋栗（餘甘子）、聚合草、雷公根、番紅花、天門冬。

適用於水型體質的：毗黎勒、土木香、印度沒藥、蓽拔。

其他回春藥草還包括：當歸、心葉黃花稔、何首烏、蒺藜、甘草、茜草、藥蜀葵、沒藥、燕麥桿、洋蔥、地黃、鋸棕櫚、芝麻、黃精、穗甘松、茨竹、葛根、野山藥。

事實上，許多藥草都具有回春作用，只是功效沒那麼強大。其他西方藥草可能也有強大的回春效果，但在這方面還需要做更多的研究。

C．具有催情作用的補藥

這種補藥和回春藥草有密切的關係，在阿育吠陀醫學中被稱為「Vajikarana」（催情藥草）。「Vaji」是「馬」或「種馬」的意思。催情藥草指的就是那些能夠給人像馬一般活力（尤其是牠的性能力）的藥草。它們更常被稱為「春藥」（aphrodisiacs），但這類藥草遠不止是民間迷信中的「愛情魔藥」而已，它們可以恢復性器官的活力，從而使得全身更有活力。

在阿育吠陀醫學中，精液和兩性的生殖組織乃是人體所有組織的精華，蘊含了創造生命的能力。所謂「創造生命的能力」指的不僅是繁衍下一代、創造新生命的能力，還包括更新自身的生命，使我們的細胞回復青春活力的能力。如果我們能把這股創造生命的能量導引到內部，就能讓我們的身心煥然一新。

具有催情作用的藥草可以用來增進性活力與性功能，或將性能量向內導引，使人體恢復活力。大多數催情藥草並不只是刺激性器官、激發性活動的春藥，它們也具有滋補功效，能夠直接供應生殖組織所需的營養。有些藥草甚至有助將性能量轉化為對身心有益的能量。

要使一棵樹健康強壯，必須從根部開始著手。同樣的，具有催情作用的藥草可以透過活化生殖系統，進而活化整個身心。它們具有強大的作用，可以恢復神經和骨髓的活力，增進心智能量。精液是人體的「蘇摩」，如果能用回春或催情藥草適度地加以催化，就可使心智煥然一新。同樣的，這類藥草也有助強化骨骼、肌肉、韌帶和血液。

催情藥草分成兩種，一種具有滋補作用，一種具有興奮作用。後者可以增強性器官的功能，前者則可以強化構成性器官的組織。有許多催情藥草都能增加水型能量，有些熱性的辛味藥草則能增加火型能量。

典型的催情藥草包括：當歸、阿魏、南非醉茄、蘆筍、丁香、棉花根、透納葉（達米阿那）、假獨角獸、葫蘆巴、何首烏、大蒜、人參、蒺藜、木槿、蓮子、生洋蔥、蓽拔（長胡椒）、地黃、玫瑰、番紅花、鋸棕櫚、天門冬、黃精、葛根和野山藥。其中又以具有通經作用的那幾種更適合女性使用。

在阿育吠陀醫學中，還有一類藥草可以強化男性製造精蟲的能力。這類藥草被稱為「Shukrala」，具有營養滋補的功效，可以增強生殖器官的分泌（如精液和奶水），其中多半是具有營養價值的催情藥草。

這類藥草包括：當歸、南非醉茄、心葉黃花稔、何首烏、印度酥油、人參、甘草、蓮子、藥蜀葵、生洋蔥、地黃、鋸棕櫚、芝麻、天門冬、黃精、原糖、葛根、野山藥。

一些能量很強的悅性催情物質也能增強活力素，包括：南非醉茄、印度酥油、蓮子和天門冬。

阿育吠陀炮製和使用藥草的方法

阿育吠陀醫學炮製藥草的方式有許多種，其目的都是為了達到不同的治療效果或保存藥草的功效。

這些方法包括西方常用的浸泡法、煎煮法、磨粉法、塗敷法、抹油法和塗擦法，但不僅如此，還包括藥酒、膠凍、樹脂、藥丸和藥片等形式。其他特殊藥劑則包括礦物、金屬、灰、鹽類、鹼類和糖。炮製時要唱誦真言、使用檀城圖（yantras）並舉行各種儀式和火祭。此外，醫師也會根據宗教節日、月亮的圓缺以及星座的影響給病人投藥。由於形式繁多，在此我們只能列舉幾種主要的劑型與炮製方法。

量詞換算

一盎司約為二八・三公克
一磅約為四五四公克
一液制盎司約為二九・五毫升
一品脫（約十六液制盎司）約為四七三毫升
一夸脫約為九四六毫升
一加侖約為三・八公升
一杯（約八液制盎司）約為二四〇毫升
一湯匙＝三茶匙約為十五毫升
一茶匙約為五毫升

炮製藥草的五種主要方法

一般來說，新鮮藥草是以五種基本方法提煉，包括榨汁法、製成藥糊、煎煮法、熱泡法和冷泡法。就藥效而論，以榨汁法最強，冷泡法最弱。其他方法的效果則依次遞減。

榨汁法

榨汁法是取新鮮的藥草，將它碾碎或搗爛，再用一塊布濾出汁液。也可使用榨汁機。這種方法並不常用，因為必須要有現採的藥草才行。有些很容易取得的藥草（如蘆薈、芫荽、大蒜、薑、檸檬、萊姆、洋蔥和歐芹）會用這種方法來提煉，但以野生或自己種植的藥草功效最佳。

另外一種替代的方法就是將乾燥的藥草碾成碎屑或粉末後，加入兩倍重量的水，讓它浸泡二十四小時，然後再濾出汁液，但這種方法做出來的藥劑效果較差。

藥糊製作法

這種方法就是把新鮮的藥草碾成糊狀，也可以用乾燥的藥草加上足量的水來製作。

這類藥糊可以用蜂蜜或印度酥油或一般的油來製作，其份量通常是藥草的兩倍。也可以使用與藥草等量的各式未經加工的糖。液態的物質比較適合和乾燥的藥草混合，乾燥的物質則比較適合和新鮮的藥草混合。

這種炮製藥草的方法往往是用來做成外用的藥糊或敷劑，以促進傷口和瘡口的癒合（請參見「適合外用的藥草」一節）。也可以先把藥草搗成糊狀後，再用來浸泡或煎煮。所有的藥草都可以用這種方法來炮製。

煎煮法

藥草通常是在煎煮或熱泡後供病人服用。兩者的差異在於煎煮法是把藥草用小火煮滾，熱泡法則是以低於沸點的溫度加以烹煮，或者先將它們煮滾後再離火，讓它們浸泡一段時間。

煎煮法的通則是：一份乾藥草配上十六份水；大約半盎司藥草配上一杯（或八盎司）水，然後再以小火燜煮，直到水只剩下原來的四分之一為止（比方說，原本四杯水的量要煮到只剩一杯），然後再將藥渣濾掉，剩下的汁液就可以當成藥劑。這個過程要花好幾個小時甚至更長的時間，但做出來的藥劑效果比西方藥草學常用的方法更強。

也可以把藥汁煮到剩下二分之一的量，這樣做出的藥劑效果較為溫和。一個更省時的方法是把藥汁煮到剩下原來的四分之三。這樣做出來的藥劑效果很弱，但可以用增加劑量的方法來增強藥效。

煎煮好的藥汁通常會和蜂蜜或熱水等物一起服用（請參見「藥引」和「劑量」這兩節）。

在阿育吠陀療法中，藥草煮滾一次後就會被丟棄。有些療法則會將它們煮個兩、三次。這並沒有什麼不可以，尤其是在第一道藥汁效果很弱或者不強的時候。

這種方法最適合用來炮製根莖、樹皮和水果類的藥材，因為藥草的部位愈硬，就需要烹煮愈長的時間才能讓它們釋出精華。

熱泡法

在進行熱泡法時，藥草與水的比例是一：八。比方說，一盎司的藥草要配上八盎司的水，然後再把藥草放入煮沸的水中，讓它浸泡一段時間（最長可達十二小時）。這種做法所需的時間比西方藥草學慣用的方法更久。浸泡的時間通常至少要三十分鐘。泡好後再把藥渣濾掉，取用藥汁。

這種浸泡法比較適合用來炮製植物比較幼嫩的部位，例如葉子和花朵或草本類植物。芳香藥草（例如大多數香料）也比較適合用這種方法來炮製，因為如果採用煎煮的方式，它們所含的芳香精油將會被破壞並消失。

不過，有許多這類藥草可以用低於沸點的小火烹煮很長一段時間。當藥方中包含根莖類的藥草以及花朵或葉子時，這種炮製法或許有其必要性，或者也可等到根莖類的藥材煮得差不多的時候，再把比較不耐煮的藥草放進去。

冷泡法

冷泡法就是把藥草放在冷水裡浸泡。這種方法所需要的時間通常比熱泡法更長，至少要一個小時，但最好能夠泡過夜。質地幼嫩的芳香藥草就必須用這種方法來炮製，尤其是那些涼性或清涼解熱的藥草。冷泡法最適合用在降火療法中，也最能減少旺盛的火型能量。木槿、茉莉、薄荷和檀香這類藥草都是用這種方法來炮製。

一般來說，冷泡法最適合用來炮製藥粉，因為藥粉釋出成分的速度比新鮮藥草更快。此外，冷泡法也比較適合用來降低火型能量。除此之外，熱泡法通常是最好的一種方法。

其他炮製法

以牛奶煎煮

煎煮藥草時，除了用水，也可以使用牛奶。典型的做法是用一份藥草配上八份牛奶和三十二份水，然後用小火煮滾，直到所有的水分都蒸發為止。舉例來說，一盎司的藥草就要配上一杯牛奶和四杯水。

不過，有些藥草也可以用較少的水，直接放在牛奶裡烹煮。這種比較簡單、直接的牛奶煎煮法可以用來炮製藥草粉末。牛奶可以強化藥草（如南非醉茄或天門冬）的滋補與營養效果，也具有緩和作用，可以和一些藥草（如紫草或滑榆皮）搭配，以達到舒緩黏膜的功效。此外，牛奶是涼性的，有助止血和消炎，也可以平衡若干熱性辛味藥草的藥性。同時，牛奶也有鎮靜作用，和若干藥草（如雷公根或肉荳蔻）混合時，有助眠的功效。

炮製藥劑的器皿

根據阿育吠陀的理論，最適合用來炮製藥草的器皿是陶鍋。由於植物本質上就是土壤的一部分，因此陶器和藥草的搭配可以說是渾然天成。

不過，阿育吠陀醫學並不反對使用某幾種金屬器皿，但前提是必須了解這些金屬的特性。如果要減少水型能量，可以把藥草放在紅銅鍋裡炮製，因為紅銅具有刮擦和消滅的作用。若要治療火型的病症，可以用黃銅或銀質的鍋子，因為這兩種金屬都是涼性的。針對風型能量，可以使用鐵鍋，因為鐵屬性沉重，能讓風型能量安定下來。但絕對不可以使用鋁鍋，因為鋁有毒性，而且會被身體吸收。

把藥草放在明火（而非電氣爐）上炮製，有助增強藥效，並使藥劑更容易被我們的「阿耆尼」吸收。明火的種類又以柴火最佳。

粉末的炮製

阿育吠陀療法裡經常會用到藥粉。從前的人都是用研砵和杵來研磨，再以亞麻布過濾，但也可以用研磨器來研磨。

如果一帖藥方裡有許多成分（阿育吠陀的方子可能包含二十幾種藥草），將它做成藥粉往往會比較容易服用。許多傳統的藥方都可以做成粉劑，也可以買到粉狀的製劑。這是一種比藥丸或藥片更簡單的炮製法，藥草師做起來很省力。

藥粉的另外一個主要的好處是：它們所需要的劑量比新鮮藥草少，只要新鮮藥草的四分之一到二分之一就足夠。這是因為藥粉比較容易直接攝取。缺點則是它們的藥效減弱速度較快，只要過了六個月到一年就沒什麼效果了。不過，阿育吠陀的藥粉都是以特殊方法炮製的，因此藥效可以維持好幾年。

藥粉不能單獨服用，還需要搭配藥引（請參見「藥引」一節）。如果藥引用的是澄清奶油、油、蜂蜜或原糖，份量應該是藥粉的兩倍。如果用的是牛奶或水，則份量應該是藥粉的四倍。苦味的藥粉通常會做成膠囊，或者和蜂蜜一起服用。

藥粉很快就能發揮作用，但藥效較短。它們主要是作用在消化道和血漿。有些作用在所有組織的回春藥草（例如南非醉茄、蓽拔和三果實）可以做成藥粉服用。

藥丸和藥片

阿育吠陀療法也會用到各式各樣的藥丸和藥片，其中多半是由煎煮法製成。

印度沒藥

印度沒藥（參見「B．特殊的東方藥草」一節）是和沒藥非常相似的一種樹脂。有一些特殊的阿育吠陀藥丸是用印度沒藥製成的。它們通常被用來治療神經疾病和關節炎，但也用來減重。

藥酒

阿育吠陀療法中包含各式各樣的藥酒。其做法是將酵母菌放入現榨或煎煮製成的藥草汁內，讓它發酵數天或幾個月。其中通常會加入香料。這樣做成的藥酒比較容易吸收，也能強化「阿耆尼」，而且它們存放愈久，藥效愈強。

藥草凍

阿育吠陀療法也會使用各種藥草凍或藥草糖。許多滋補和回春藥草都可以用原糖或蜂蜜來炮製成藥草凍或藥草糖。有一種很好的萬用補藥「卡凡普拉西」（Chyavanprash）（請參見「印度醋栗」一節）就是用這種方法炮製的。

丹藥

阿育吠陀有一些特殊的煉丹法會使用人源化的水銀、硫磺和其他金屬來製作丹藥。這些丹藥被稱為「rasa preparation」，是回春療法中很重要的一部分，對神經系統具有強大的作用。此外，阿育吠陀療法也會使用一些特殊的礦物和金屬製劑（通常是以特殊的方法燒成灰，以去除它們對人體的毒性）。這類製劑也要依照同樣的能量學法則和藥草混合。

以上這些都是比較特殊的藥劑，只有通曉正確知識的人才能加以使用。希望有一天國內的阿育吠陀醫師也可以取得這類藥劑。

藥油

藥油的做法是把藥草放在各種油脂裡面炮製。如果沒有特別註明，一般使用的通常都是芝麻油，但有時也會使用椰子油、葵花油或蓖麻油。藥油的用途主要是外用（例如用來按摩），但偶爾也可以內服。

藥油作用在淋巴、血液和肌肉等組織，因此能夠增加人體的血漿、血液和肌肉組織。它們可以強化這些組織的「阿耆尼」，但由於它們屬性沉重，讓肝臟無法消化，因此無法透過肝臟抵達深層的組織。這類藥油主要作用在皮膚、血液、肺部和大腸上。不過，它們透過大腸，也可以對神經組織產生一些效果。

炮製方法：炮製藥油的主要方法和煎煮法類似。把一份藥草和四份油脂以及十六份水混合，再用小火烹煮四到八小時，直到所有的水分都蒸發為止（這時你滴一滴水到油裡面，它就會劈啪作響）。按此比例，用二盎司的藥草、一杯油和四杯水就可以做出一杯藥油。

或者，你也可以先把藥草煎煮成藥汁，然後把等量的藥汁和油脂混合在一起，煮到所有的藥汁都揮發為止。當你不希望油裡有藥草的時候，就可以用這個辦法，但要先把藥汁過濾一遍，才能加入油中。

有些藥草可以直接放進油裡面炮製，不需要加水。那些對溫度很敏感的芳香藥草（如薄荷、茉莉或樟樹）可以磨成粉末後直接放進油裡（比例是一份藥草配上四份油），浸泡二十四到四十八小時，再經過濾後就可以使用了。

其他對溫度沒有那麼敏感的芳香藥草（如卡宴辣椒、丁香或芥末）也可以直接放入油中，但必須用小火烹煮幾個小時，再經過濾後使用。

新鮮的藥草汁液（如大蒜汁或薑汁）也可以放進油裡（比例是一：一）煮到所有的水都揮發為止，但要特別小心，不要煮過頭了。

用途：藥油可以用來按摩、點眼睛或點耳朵、塗擦傷口或潰瘍，也可以用來灌腸、沖洗陰道或做成鼻油（nasya）。有些藥油甚至可以口服。

外用的藥油對任何一種體質都適用。用抗火型能量的藥草做成的藥油對各種皮膚和血液的炎症都有益處，可以用來治療脫髮、少年白等毛病，而且可以用椰子油來製作（椰子油是涼性的，芝麻油則是熱性的）。

用抗風型能量的藥草做成的藥油適合拿來灌腸。用藥油塗抹頭部對許多腦部和神經系統的毛病以及糖尿病都有益處。鼻油也有類似的用途。拿來內服時，多數藥油能對風型能量產生作用，但可能會增強火型和水型能量。

在阿育吠陀療法中經常被拿來做成藥油的藥草包括：印度醋栗（餘甘子）、阿魏、心葉黃花稔、旱蓮草、菖蒲、樟樹、大蒜、薑、雷公根、訶子、茉莉、薄荷、蓽拔、番紅花、檀香、天門冬、薑黃、北美靛藍。

摻入藥草的印度酥油

摻入藥草的印度酥油和藥油類似。要製作印度酥油，只需要把一磅未經加工、不含鹽的奶油以中火加熱約十五分鐘，期間這些奶油會逐漸融化並開始滾沸。煮滾後，裡面的湯汁便會浮到表面。不要把這些泡泡撇掉，因為裡面含有藥性，只要把火關小即可。接著，鍋裡的奶油就會慢慢變成金黃色，聞起來很像爆米花的味道。當你把一、兩滴水滴進去，裡面的奶油會發出劈哩啪拉的爆裂聲時，就表示印度酥油已經做好了。等它稍微放涼後，就可以用濾網過濾，然後放進容器裡。做好的印度酥油不需要放進冰箱儲存。

印度酥油和特性和用途與藥油不同。它能提升活力素（體內所有組織的微妙精華），增強消化火焰「阿耆尼」以及人體所有的消化能量與酵素，也能促進小腸內的消化火焰（jatharagni），強化它的功能卻不致增加火型能量。此外，印度酥油還能強化肝臟內掌管體內食物轉化的火元素（bhutagnis）。它不僅不會像其他油脂那般堵塞肝臟，還能讓它變得更強健。

印度酥油是骨髓和神經組織的食物，也能供應大腦所需的營養，並提升活力素，從而強化體內的所有精微組織，包括生殖組織在內。透過活力素，它能滋養心智的火焰（Tejas），從而提升智能與覺知的火焰（medhagni）。因此，印度酥油對於心靈、大腦和神經系統來說是一種很重要的回春補藥，對風型和火型體質有益。

在治療風型的病症時，印度酥油裡要加苦味的藥草，治熱病時也是如此。據說印度酥油是治療熱病最好的良藥。

印度酥油對精微組織、神經與心靈方面的疾病（包括許多風型疾病）都有絕佳的效果。它通常是用來內服，但也經常被用來當成鼻油。

經常被用來加入印度酥油的藥草包括：一般的苦味藥草、印度醋栗、南非醉茄、旱蓮草、菖蒲、大蒜、蒺藜、雷公根、茉莉、甘草、茜草、石榴、天門冬、三果實。

藥引

在阿育吠陀療法中，醫師在開立藥草處方時，會請病人連同藥引（如熱水或牛奶）一起服用。這類藥引有許多種，在梵文中被稱為「anupanas」。

藥引可以增進藥草的療效。舉例來說，乾薑若和蜂蜜同食，可以強化祛痰效果。藥引還可以緩解藥草的副作用。比方說，熱性的香料如果和牛奶一起食用，就比較不會增強火型能量。此外，藥引也可以當成調味料使用，讓藥草變得比較可口。它們在藥方中所扮演的角色很像是輔助性的藥草。

此外，它們也可以作為催化劑，使藥草的效果能達到體內更深層的精微組織。印度酥油用作藥引時就有這樣的作用。

藥引可以改變藥草所作用的能量。印度酥油是最能幫助藥草減少火型能量和熱氣的物質。芝麻油可以減少風型能量，蜂蜜則可以減少水型能量。同樣一種藥，如果和印度酥油一起服用，可以減少火型能量，但如果和蜂蜜一起服用，則可以減少水型能量。

使用藥引最簡單的方式就是把藥物連同熱水或冷水一起服用。熱水最適合搭配那些能夠減少風型和水型能量的藥草，冷水則最適合用來減少火型能量。

不過，退熱的藥草一定要搭配熱水服用。在發燒時，切忌喝冷水、吃冷食。原因在於人之所以會發燒，是因為身體核心的消化火焰受到了抑制，於是熱氣便傳到了體表。這時如果攝取冷的物質，只會進一步抑制消化火焰。如果病人在發燒時很想喝冷飲，可以用冷水為他們擦澡，並給他們喝溫熱的茶。

水可以把藥草的療效帶入血漿。蜂蜜可以把藥效帶到血液和肌肉內，牛奶可以把藥效帶到血漿和血液。酒精則可以把藥效導入神經。

未經加工的糖（原糖）也可以用來當成藥引。它就像牛奶一樣，可以強化藥草的滋補效果，能夠補養血漿和血液、退燒解熱、保護體內各個組織，並促進新陳代謝。

典型的藥引包括：冷水、熱水、蜂蜜、印度酥油、奶油、原糖、煎煮或浸泡而成的藥草汁液（例如薑汁或薄荷茶）、果汁和肉湯。

適合外用的藥草

許多藥草都可以做成洗劑、藥糊、敷劑或藥油。這類藥草可以被稱為「外傷藥」（vulneraries），具有促進瘡口或傷口癒合的功效。但我們務必要分辨它們的功能以及正確的使用時機。

許多澀味藥草都是出名的外傷藥（請參見「關於六種味道的描述」中的「澀味藥草」一節）。這是因為它們具有乾燥和收縮作用，有助組織癒合。此外，由於它們都是涼性藥草，因此也具有消炎作用。許多甜味藥草也可以外用（請參見「祛痰和舒緩藥草」一節）。這主要是因為它們對皮膚有舒緩和軟化的效果，而且可以提供營養給受損的組織。同時，由於它們是涼性的藥草，因此也有一些消炎功效。

許多苦味藥草可以外用，這是因為它們具有強大的消炎作用，而且屬性很涼，能夠冷卻燙傷之處，還具有抗菌作用，也能退燒解熱。有許多辛味藥草也可以拿來外用，因為它們能夠促進局部的循環，讓癤子成熟並且更容易化膿。此外，它們也有抗刺激的作用，因此或許還可以止痛。

在瘡口或傷口剛開始出現、處於急性期（這時病人往往伴會有發熱現象）時，最適合使用苦味藥草。當熱度減退、開始化膿時，就比較適合使用辛味藥草。當傷口已經開始癒合而且大多數膿水已經排出時，就可以先用澀味藥草接著再用甜味藥草來收尾。久久無法癒合的瘡口可能需要先塗敷辛味的藥草以增進局部的循環。

在治療以上這些病症時，適合內服的藥草大致上都可以拿來外用。

辛味藥草可能會刺激瘡口和黏膜，但用它們做成藥糊，往往能夠有效緩解疼痛和頭痛。

適合外用的藥草：繁縷、紫草、亞麻籽、鹿角菜、甘草、蘗蜀葵、車前草、夏枯草、滑榆皮、蓍草（主要是甜味或澀味的藥草）、阿魏、小檗、牛蒡、菖蒲、薑、雷公根、杜松子、沒藥、檀香、菝葜、薑黄、皺葉酸模。

給藥途徑

藥草的主要給藥途徑是透過口腔，然而其他途徑也有其特殊用途。

灌腸法

當體質能量（尤其是風型能量）在大腸內堆積時，以含藥的灌腸劑透過直腸給藥是比較理想的方式。

以灌腸的方式投予辛味藥草，可以消除大腸的充血、黏液和毒素。灌腸時也可以使用各種油脂以及具有潤溼作用的甜味藥草，藉以達到潤滑和滋養的功效。當大腸發炎或出現潰瘍時，可以用灌腸的方式投予甜味、澀味和苦味的藥草。利尿的藥草如果用灌腸的方式給藥，因為投藥的位置靠近腎臟，可以發揮非常直接的效果。

透過鼻腔給藥

在治療與神經系統及呼吸系統有關的病症時，如果能透過鼻腔給藥（也包括把藥油滴進耳朵裡），效果是最好的。鼻腔給藥的方式包括：讓病人吸入粉末、以藥油塗抹鼻腔黏膜、吸入蒸汽或煙霧、透過鼻腔攝取液狀藥劑以使鼻竇暢通等等。

辛味藥草（例如蠟楊梅或薑）可以透過鼻腔給藥以達到使鼻子暢通、緩解鼻塞的效果。可以鎮定神經的藥草（例如雷公根）如果透過這種方式（尤其是以含藥的印度酥油）給藥，可以對大腦產生直接的影響。投藥的方式是請病人躺下來，在每一邊的鼻孔各滴五滴。

吸入藥草的煙霧也屬於鼻腔給藥的方式。阿育吠陀療法的醫師在進行排毒療法時往往會請病人吸入一些藥草煙霧，藉以讓他們的身體排除殘餘的毒素。此外，也可以用藥草來取代菸草，藉以幫助病人戒菸。

藥草以吸入的方式攝取，可以增強它們的解充血與止咳作用，對感冒、喉嚨痛的患者效果很好。這種方式會讓藥草直接作用在神經上，也可以使人頭腦清醒以便進行瑜伽和冥想。

適合吸入的藥草：印度藏茴香、蠟楊梅、黑胡椒、小荳蔻、肉桂、丁香、蓽澄茄、薑（大致上是辛味、熱性的祛痰藥草）以及菖蒲和雷公根等對心靈有益的特殊回春藥草。

透過眼睛投藥

與掌管肌肉動作與循環系統的風型能量相關的病症可以用透過眼睛給藥來治療。能幫助病人恢復意識的藥草以及用來治療局部眼疾的藥草也都可以用這種方式給藥。這類投藥方式還包括將眼藥水、眼油或眼藥膏滴在眼睛裡或塗在眼睛四周。

透過皮膚給藥

把藥草和藥油塗抹在肌膚上也是一種常見的給藥方式。這種方式不僅適用於局部的皮膚問題，也可以用來治療其他許多病症，包括各種風型疾病以及與肺部和神經系統有關的許多毛病。用藥草油按摩是減少過旺的風型能量最好的方式之一。

還有一種特殊的用油方式，那便是用印度酥油或芝麻油塗抹胸前或背後的七個脈輪所在位置。舉個例子，用檀香油塗抹第三眼的位置可以減少過旺的火型能量。

阿育吠陀醫學和中醫一樣，認為在身上的特殊穴位加熱可以治病。這種方法中國人稱之為「艾灸」，在阿育吠陀療法中則被稱為「火療」（Agni karma）。

阿育吠陀醫師會將薑黃、菖蒲或金屬棒（通常是銅質或銀質的）加熱，然後放在重要的脈輪部位上。這種做法有助將毒素燒掉並刺激器官的功能。還有一種方式是把藥草做成菸捲，在需要治療的部位上方約半吋（約一公分）的地方燒熱，用來治療疾病。

給藥的時機

阿育吠陀醫學主張，如果想加強藥效，就要注意給藥的時間。

在這方面，有一個很簡單的原則可以遵循：在飯前半小時到一小時服用的藥草往往會作用在大腸、下半身以及負責掌管排放功能的下行氣（apana vayu）上。隨餐服用的藥草往往會作用在胃部、小腸、身體的中段以及掌管消化功能的平行氣（samana vayu）上。飯後服用的藥草則往往會作用在肺部、上半身以及掌管呼吸功能的命根氣（prana vayu）上。

作用在下半身的藥草（如通便劑、利尿劑和通經劑），以及作用在大腸、腎臟或生殖器官的藥草應該在飯前服用。作用在消化功能（被當成食物服用的各種興奮劑、祛風藥、苦味補藥或滋養補藥）的藥草，以及作用在胃部、脾臟、肝臟或小腸上的藥草應該隨餐服用。作用在上半身的藥草（例如各種發汗、祛痰及鎮定神經的藥草），以及治療肺部、心臟或腦部疾病的藥草應該在飯後服用。

其他投藥時間

回春藥草通常早上一起床就要服用。那些能夠減少水型能量和黏液的藥草也是如此。早起的人可以在一起床後就立刻服用強效的通便劑。如果早上很早就必須上班的人可以在睡前服用。

有些藥草必須在睡前一小時服用，尤其是那些用來治療失眠或其他睡眠障礙的藥草。在服用強效的藥物或有服藥困難時，可以在吃飯時每吃一口食物就服用一點點藥草。在使用會增加「阿耆尼」的藥草（辛香料）時，也可以如此。

藥草可以在兩餐之間服用，以便促進新陳代謝。急性的病症（如氣喘、嘔吐和打嗝等與般納有關的問題）則可以隨時服用。

一般來說，在治療急性的病症時，要給予強效的藥物；對於病後調養以及慢性病的患者則要給予較溫和的藥物。

複方藥物

阿育吠陀的醫師通常不會單獨使用一種藥草，而是開立複方。從阿育吠陀醫學的觀點來看，不同的藥草若能以適當的方式混合，將可大幅增強療效，擴大作用的範圍並抵消它們的副作用。因此阿育吠陀的醫師除了要了解單一藥草的特性之外，還必須掌握調和不同藥草的技巧。這便是阿育吠陀的藥草瑜伽。在開立複方時有一些定律和原則必須遵守。

首先，必須選擇一種最適合病人體質以及其病症的藥草，比方說以類似蠟楊梅這樣的發汗劑為主藥材來治療普通感冒。

然後還應該加上類似性質的藥草。開立複方的主要原則是：類似性質的藥草可以互相增益。由類似性質的幾種藥草組合而成的複方療效會比等量的單一藥草更強。舉例來說，五〇〇毫克由乾薑、黑胡椒和蓽拔（印度長胡椒）這三種促進消化和吸收的辛味藥草所組成的「三辛複方」（Trikatu）其效果會遠比等量的單方更強。

藥草的作用往往不只一種。至於它們主要的作用是哪一種，就要看和它們搭配的藥草而定。舉個例子，肉桂如果搭配發汗藥草（例如蠟楊梅或麻黃），它的發汗作用就會被活化並增強；如果和促進消化的藥草（如小荳蔻或月桂葉）搭配，它促進消化的作用也會增強。

在複方中，除了加入一些和主要的藥草有相同作用的藥草之外，也可以加入一些具有相關作用的藥草作為輔助。舉例來說，如果要治療感冒或流感，可以在一個具有發汗作用的複方中加入一些有止咳或祛痰功效的藥草。

除了類似的藥草彼此之間的增效作用之外，性質相反的藥草也有相互解毒的效果。一個複方中往往會含有一、兩種作用和其他大多數藥草相反的藥草。這類具有解毒功能的藥草可以發揮平衡複方的功效，以防它的藥效太過強大或過於單一。它們可以減輕潛在的副作用，也可以保護體內的組織。

根據這個原則，一個複方中如果含有非常熱性的藥草（如丁香或蓽拔），就可以加上一些原糖或冰糖。這兩種物質是涼性的，可以使這個複方比較容易服用。

在以淨化為主要目標的複方中，可以加入幾種滋補性的藥草，讓它們發揮保護作用。以補養為主要目標的複方由於屬性比較沉重，可能會使病患的消化能力變弱，因此可以加入一些屬性輕盈、有助消化的藥草，藉以抵消其作用。

在一個複方中，除了主要的幾種藥草之外，還可以加入少量的其他藥草，讓身體更容易利用那些主要的藥草。此外，也可以加入一些具有興奮作用的藥草，以幫助身體吸收、消化其他幾種藥草。在西方藥草學中，卡宴辣椒通常就扮演這樣的角色，有時也會使用乾薑。阿育吠陀療法則經常使用「三辛複方」，這類物質被稱為「prakshepa drayyas」，意思就是「激發能量的工具」。在比較完善的複方中，這類物質可能有五種甚至五種以上，但它們的劑量都很小，為的是確保那些主要的藥草可以被適當地消化而且作用不致改變。

此外，在複方中還可以加入一、兩種具有排除作用的藥草，讓毒素或廢物不致累積在體內。即使是補養性的複方可能也含有這類藥草，其中大多數是利尿劑或緩瀉劑。因此，許多阿育吠陀複方都含有少量具有緩瀉作用的「三果實」成分。

最後，在複方中也可以加入一些物質（例如蜂蜜，請參見「藥引」一節）作為藥引，或者和這類物質一起服用，藉以把藥效帶入更深層的組織。

誠如以上所言，複方中除了主要的藥草和用來加強其效果的幾種主要成分之外，還會加上各種輔助性的藥草或具有抵消作用的藥草以作為次要的媒介，然後再加入若干具有興奮作用和排除作用的藥草，以進一步強化該複方的作用，最後再和某些作為藥引的物質一起服用，以達到最大的效果。調配複方是一門需要不斷練習的學問。剛開始時應該先從較簡單的組合著手。

劑量——傳統的用藥劑量

煎煮法

1．強效：取4盎司藥草，放入½加侖水中。以小火煮到汁液剩下1品脫（16液制盎司）為止。服用劑量是每次¼杯（2液制盎司），一天三次。

2．中等藥效：取4盎司藥草，放入1夸脫水中，以小火煮到汁液剩下1品脫為止。服用劑量與強效藥劑相同。

浸泡法

1．強效：把4盎司藥草加入1品脫的滾水中，浸泡至少三小時。服用劑量是每次¼杯，每天三次。

2．中等藥效：把2盎司藥草放入1品脫滾水中，浸泡至少三小時。服用劑量與強效藥劑相同。

如果採用冷泡法，所有的步驟都相同，只是把藥草放入冷水中。

藥粉

1．高劑量：每次3至6克，一天三次。

2．低劑量：½至3克。

藥引

藥劑應該和適當的藥引一起服用（請參見「藥引」一節）。最簡單的方式就是每一劑藥配上等量的熱水。

溫度

用浸泡法和煎煮法製成的藥汁應該趁熱服用；除非病人罹患的是火型疾病而且沒有發燒，否則藥粉應該和溫熱的藥引一起服用。如果病人有發燒的現象，藥草也應該趁熱服用。

注意事項

阿育吠陀的藥物並沒有所謂的標準劑量。病人應該服用的劑量取決於病人的年紀、體重、消化功能的強弱、體質、病情的嚴重程度以及病況持續的時間。如果訂出標準劑量，將會把事情過度簡化，可能會誤導視聽。若有任何疑慮，應該先使用較低的劑量，然後持續增加，直到獲得適當的效果為止。

高劑量的藥草通常是複方，並且經過權衡，以減輕藥草可能產生的副作用，並確保它們能被適當的吸收。複方內可能包含三到五十種藥草。如果只有一種藥草，則最好降低劑量。

◆一般的劑量

只有在具備正確知識和專業背景的情況下才能使用高劑量，而且最好能由合格的藥師開立處方。

在一般的情況下，應該使用較低的劑量和藥效較為溫和的藥劑，標準如下：

1．浸泡法：每杯水放1茶匙（3克）藥草，浸泡三十分鐘。

2．煎煮法：每杯水放2茶匙（6克）藥草，以小火煮沸三十分鐘，用牛奶煎煮的時候也是如此。

3．藥粉：每次兩顆00尺寸的膠囊（大約1克）。

大多數劑量都是一天服用三次。由於各種藥草的重量差異甚大，最好用秤子測。

說明

非常燥熱的辛味藥草（例如卡宴辣椒）或極為寒涼的苦味藥草（如金印草）務必使用低劑量。具有甜味或屬性沉重的藥草（如紫草）通常應該使用高劑量。以下通則可供參考：屬性輕盈、味道強烈的藥草應該使用不到正常劑量的二分之一；屬性沉重、味道溫和的藥草則應該用標準劑量的兩倍。

圖6

至尊幻輪（Shri Yantra）

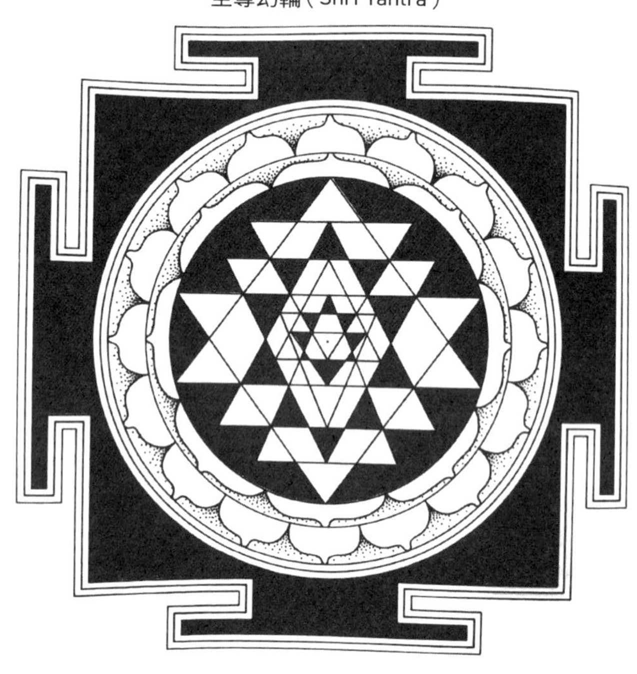

真言、幻輪與冥想

在阿育吠陀醫學中，療癒分成兩個層次：身體的療癒和心靈的療癒。要療癒身體，最基本的方式就是透過藥草；要療癒心靈，最基本的方式就是透過「真言」（mantra）。所謂「真言」就是反映宇宙創造性振動的特殊「種子字」（seed syllable，例如Om）。植物可以把大自然的種子能量傳送到人體內，真言則可以把精神的種子能量傳送到心靈中。

這兩個層次的療癒必然是相關的。植物會影響我們的心靈，真言也會改變我們的生理機能。兩者都作用在我們的生命能量（Prana）上，一個從外面作用，一個則從裡面作用。正如我們先前所言，人類是植物的精華，而人類的精華則是語言，語言的精華則是真言。真言是大自然的語言，也是精神的語言，能與植物和諧共存。人類則介於兩者之間。

人類的心靈可以透過植物變得優美，也可以在真言中變得完善。因此正確使用藥草並茹素具有催化作用，可以讓人的意識發展出真言。這就是阿育吠陀醫學的美妙之處。它所探討的範疇並未侷限於肉體的健康。事實上，它讓我們明白瑜伽的練習與心靈的解放也是療癒的法門。於是，真言就成了一種工具，可以導引植物的療癒能量進入我們的心靈。它賦予藥草心理療癒與精神整合的力量，讓大自然的智慧與個人和諧共存。

所有的植物和療癒方法都和真言有關，因為所有的植物、所有的生命都是由真言顯化而成。真言是宇宙的心靈建構秩序的力量。透過真言，所有的事物都被賦予了力量。

真言意味著以正確的方式激發心靈能量。任何一種療法如果沒有使用真言，都只能達到表淺的效果。如果能正確地使用真言，就能把注意力放在正確的地方，療癒過程也就成了有意識的行為，從而可以成為療癒意識的手段。

念誦真言不只是機械性地重複各種具有力量的聲音，也意味著冥想，而冥想又意味著處於能夠接收、感受宇宙的訊息而且觀看者與被觀看者合而為一的狀態，意味著抱持理解與開放的態度，讓內在的真理得以顯現。在冥想中所接收到來自萬物的內在真理本身就是真言。真言的真正力量會在冥想中顯現。正確地使用真言便意味著建立冥想的療癒空間。

植物會冥想，地球會冥想，太陽在天空移動時也會振動，發出「Om」這句偉大的真言。自然萬物都是宇宙的心靈在冥想時所創造出來的。大自然的靜默與安詳也是一種冥想。

我們受限於篇幅，無法在此討論與特定療法有關的一些真言，但有一句偉大的真言可以讓所有的藥草方子都能獲得能量，那便是「偉大女神」的真言。

這位女神是夏克提（Shakti）。祂代表在大自然運作的神聖能量。透過祂的能量，萬物才得以療癒、整合與進化。祂是神聖的母親（Divine Mother），會為所有生物準備適當的食物與藥物。唯有透過祂，我們的食物與藥物才得以具有滋養和療癒的力量。因此，當我們透過真言賦予祂力量時，萬物便能得著能量。

這句真言是「Om AIM HRIM KLIM CHAMUNDAYAI VICCHE」（發音是am aim hreem kling chamoondayee vichay）。這是獻給恰母妲（Chamunda）女神的真言。祂是由妙音天女（Saraswati）、難近母女神（Durga）和迦梨女神（Kali）這三大女神以及風、火、水這三種屬於祂們的元素結合而成，有三個頭、三個肚臍和三個尾椎。

在炮製或服用藥草時如果能夠念誦這句真言一〇八次，將會大大提升藥效。最初阿育吠陀的醫師在炮製藥草時都會念誦真言。就像用愛烹調的食物才能真正滋養人一般，炮製藥草時也應該念誦真言。重要的不是炮製的內容，而是炮製的方式。所有的療法都應該出自真言中所包含的愛與覺察。

除了真言之外，還有「幻輪」（yantra）。真言是宇宙創造性振動的種子字，「幻輪」則是它所創造的圖案，是它的能量場。真言是神祇的名字，「幻輪」則是神祇的微妙型式，是顯示宇宙法則的神祕幾何圖案（這些圖案如果再複雜一些，就成了曼陀羅）。

幻輪必須畫在絲絹、若干種樹木的樹皮以及紅銅或黃金上（就大多數的用途而言，紅銅通常是最好的）。阿育吠陀的醫師在炮製藥劑時旁邊往往會擺著幻輪。這些幻輪大多是由三角形或金字塔的形狀構成。它們可以吸引宇宙的生命能量並建立一個療癒的空間。在念誦真言時使用幻輪，可以淨化氣場、清理心靈環境，因為人在生病時心靈環境必然是不潔或停滯的。

幻輪也可以用來淨化食物或水、增強藥劑的療效、加深其滲透力並淨化治療室。它們也可以被放在人體的若干部位（例如脈輪）上，以疏通阻塞之處，也可以和水晶和寶石一起使用。

在本書中，我們附上了「至尊幻輪」（Shri Yantra）的圖案。這是幻輪之王，屬於那位代表並包含了整個宇宙的女神。這個幻輪和獻給那位女神的真言是互相搭配的，在進行各種型式的治療以及炮製藥草時都可以使用。

阿育吠陀療法所使用的藥草

這份藥草清單的第一個部分列出了典型的西方藥草以及它們在阿育吠陀療法中的用途。由於我們把重點放在印度和西方醫學都在使用的藥草上，因此只選出了一些東西方常見的香料。儘管我們想要收錄各種不同類型的藥草，但受限於篇幅，有些很有用的藥草無法被納入，不過，我們會在附錄中列出，並做若干簡要的說明。

在下列的清單中，每一種藥草都附上了它的英文名稱或最為人所知的名字。位於下方的是它的拉丁文名稱以及所屬的植物科別；著有梵文名稱則以字母S代表。

「能量屬性」指的是該植物的味道、能量（熱性或涼性）以及後消化作用。V代表「風型能量」，P代表「火型能量」，K代表「水型能量」。＋號和－號代表增加或減少。VPK＝代表該藥草對三種能量都可以達到平衡的作用。

所謂「組織」指的是阿育吠陀中的人體組織，而「系統」則是指阿育吠陀醫學中的「通道系統」。

清單的第二部分列出的是一些最常用的東方藥草，包括在美國仍然鮮為人知的若干重要印度藥草（有些在美國的印度市場可以買得到），也包括一些日漸受到歡迎、可以當成阿育吠陀補藥來使用的漢方藥草（如人參），其中有些在印度和中國醫學中都有使用。在這個部分，我們著重的是那些在西方藥草中不一定可以找到替代品的補藥和回春藥草。當然，印度還有其他許多重要的藥草，但我們只能舉出其中主要的幾種為例證。

當藥草有一種以上的味道和作用時，其強度和效力乃是依照我們所列出的次序遞減。

大致上來說，每一種藥草的使用劑量和炮製方法是依照我們在「劑量」一節中的說明。個別的藥草條目中如果有特別註明劑量，則是以一般性的用途而論。

所有的藥草粉末都可以用浸泡的方式炮製。較硬、較重的新鮮藥草（如大多數的根類藥材）才需要用煎煮法炮製。

每種藥草下面所列出的「適應症」可能並不完備，因此僅供參考。「慎用情況」並不代表一定不能使用。同樣的病症可能會以不同的型式出現，需要採用不同的療法，因此忌用的藥材也會不同。

阿育吠陀療法旨在清除體內的毒素、平衡體質並使人恢復活力。阿育吠陀醫學認為疾病只是因能量不平衡所導致，因此並不會特別針對病症本身加以治療。

A·容易取得的藥草

苜蓿 *Alfalfa*

Medicago sativa; Leguminosae

使用部位：整株藥草

能量屬性：澀味、甜味／涼性／辛味

PK－V＋

組織：血漿、血液

系統：循環系統、泌尿系統

作用：改善體質、利尿、退熱、止血

適應症：潰瘍、水腫、關節炎、維他命或礦物缺乏症

慎用情況：風型能量過多者

炮製方法：藥汁、藥粉（250毫克到1克）

苜蓿是天然的礦物和維他命補充劑。它含有鈣、鎂、磷和鉀等有機礦物以及幾乎所有已知的維他命，同時還富含葉綠素。因此，它很適合搭配其他的天然營養補充劑，如蒲公英、木賊、蕁麻和歐芹等。

不過，從阿育吠陀醫學的觀點來看，苜蓿並沒有很大的滋補或營養價值，因為它本身其實無法強健人體的組織。它的功效是淨化與排毒。由於它有乾燥作用，因此可能會增強風型能量，並使人更加消瘦。因此，風型體質以及體格瘦弱之人不宜經常服用。在服用時，最好同時使用其他更有營養的補藥以抵消其不良作用。

苜蓿草是很溫和的血液淨化劑，適合火型體質（其次是水型體質）的人飲用。

蘆薈 *Aloe*

Aloe spp.; Liliaceae

（S）Kumari，即「少女」或「處女」之意，這是因為蘆薈能使人充滿青春活力並喚醒女人的天性。

使用部位：凝膠（新鮮凝膠或粉劑）

能量屬性：苦味、澀味、辛味、甜味／涼性／甜味
VPK＝（凝膠），粉末會增強風型能量，除非劑量極低

組織：作用於人體的所有組織

系統：循環系統、消化系統、女性生殖系統、排泄系統

作用：改善體質、滋補、回春、通經、通便、治療外傷

適應症：潰瘍、水腫、關節炎、維他命或礦物缺乏症

適應症：發燒、便祕、肥胖、皮膚發炎、腺體腫大、結膜炎、黏液囊炎、黃疸、肝炎、肝臟或脾臟腫大、皰疹、性病、閉經、經痛、更年期症狀、陰道炎、腫瘤、腸道寄生蟲

慎用情況：懷孕、子宮出血

炮製方法：使用新鮮的凝膠、磨粉（100到500毫克）

蘆薈膠對肝臟、脾臟、血液和女性生殖系統是很好的補藥。它能調節糖分和脂肪的代謝，強化所有的「阿耆尼」（身體的消化酵素），並減少火型能量。它能恢復火型體質者和子宮的活力。服用劑量是每天三次，每次二茶匙凝膠，再加上一點能滋補全身的薑黃。如果能和

水或蘋果汁混合，味道會比較可口。另外一種方法是取三盎司新鮮的蘆薈膠，加上三盎司水及三茶匙鹽一起煮滾，再拌入一盎司的原糖，一次服用一茶匙。市售的蘆薈汁通常都已經被稀釋過，而且含有其他添加物，因此功效可能不同。

蘆薈搭配天門冬便成為很滋養的補藥；如果加上龍膽，則成為苦味補藥；加入茜草則具有改善體質與通經的功效。新鮮的蘆薈汁可以用來塗抹燙傷、瘡口和皰疹等。

蘆薈粉是強效的緩瀉劑，必須少量使用。由於粉末的味道會令人作嘔，因此應該做成膠囊服用。此外，蘆薈粉也可能會導致嚴重的腸絞痛，因此應該和一種祛風藥草（如薑黃或月季）一起服用。

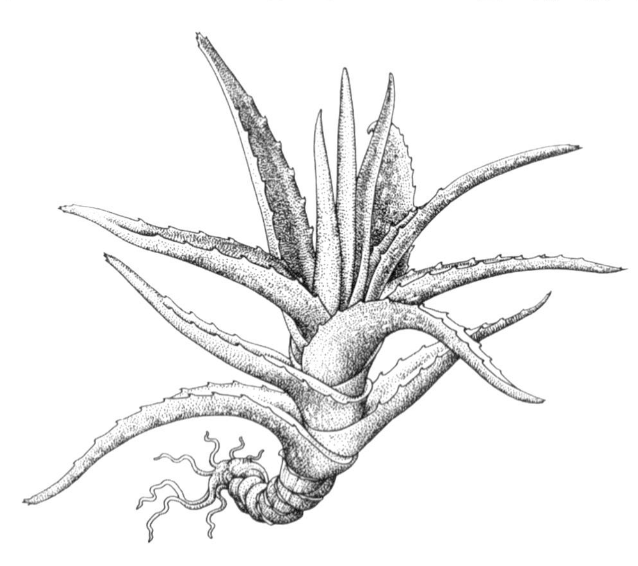

圖7

蘆薈

小檗 *Barberry*

Berberis spp.; Berberidaceae

使用部位：根部

能量屬性：苦味、澀味／熱性／辛味

PK－V＋

組織：血漿、血液、脂肪

系統：循環系統、消化系統

作用：滋補，改善體質，退熱、緩瀉、驅蟲、殺菌、殺阿米巴原蟲

適應症：發燒（弛張熱和間歇性的發燒）、肝臟和脾臟腫大、結膜炎、粉刺、癤子、慢性痢疾（由阿米巴原蟲或桿菌引起的痢疾）、黃疸、肝炎、糖尿病

慎用情況：風型能量過旺以及組織缺損者應該謹慎使用

炮製方法：煎煮、磨粉（250毫克到1克）、加入印度酥油、做成藥糊

小檗是苦味的藥草，具有特殊的溫熱作用（它的「特殊功效」），可以清除體內的毒素。它可以減少火型能量並增加風型能量，因此其用途大致上就像其他苦味藥草一樣，但和後者相較，它比較不會增強風型能量，尤其是在和薑黃一起服用的時候。

小檗具有淨化肝臟、調理肝功能的功效。若和薑黃一起服用，可以減少體內的毒素或脂肪。若和兩倍的薑黃一起服用，可以治療糖尿病。如果加上其他苦味補藥（例如金印草或印度苦楝樹的葉子），則可以控制火型能量。

羅勒 *Basil*

Ocinum spp.; Labiatae

使用部位：整株藥草

能量屬性：辛味／熱性／辛味

VK－P＋（過量時）

組織：血漿、血液、骨髓和神經、生殖組織

系統：呼吸系統、神經系統、消化系統

作用：發汗、退熱、鎮定神經、止痙攣、抗菌、防腐

適應症：感冒、咳嗽、鼻塞、頭痛、關節炎、風溼、一般性的發燒、腹脹

慎用情況：火型能量過多時

炮製方法：浸泡、磨粉（250毫克到1克）；榨汁、加入印度酥油中

在印度，**羅勒**是一種神聖的植物，其地位或許僅次於蓮花。它是十足的悅性藥草，能讓人的心靈更加敞開，賦予人們愛與虔誠的力量。它被用來祭祀印度教的天神「毗濕奴」（Vishnu）和「黑天」（Krishna），能夠增強人的信仰與慈悲心，並使心思清明。人們會將羅勒的莖當成念珠來佩戴，因為它能強化愛的能量。羅勒還能淨化氣場、增強免疫系統，使人得到神明的庇佑。它含有天然的水銀，而水銀被視為濕婆的精液，因此它能使人得到純粹的覺知。

家家戶戶都應該種一株羅勒，因為它具有淨化的效果，能夠吸收正離子，加強負離子，並釋放陽光中的臭氧。

羅勒是很有效的發汗退熱劑，可以用來治療大多數的感冒、流感與肺部的問題。它可以去除肺部和鼻道裡過多的水型能量，提升人的生命能量，讓感官變得更加敏銳。此外，它也能去除大腸裡過多的風型能量，促進吸收、強健神經組織並增長記性。飲用加了蜂蜜的羅勒茶可以讓頭腦變得更加清明。

以新鮮的羅勒葉榨成的汁液可以用來塗抹肌膚，治療因真菌造成的感染。

蠟楊梅 *Bayberry*

Myrica spp.; Myricaceae

使用部位：樹皮、果實

能量屬性：辛味、澀味／熱性／辛味

KV－P＋

組織：血漿、血液、骨髓和神經

系統：呼吸系統、神經系統、循環系統、淋巴系統

作用：發汗、祛痰、收斂、催吐、止痙攣、改善體質

適應症：感冒、流感、喉頭炎、鼻塞、喉嚨痛、氣喘、支氣管炎、腺樣體增殖、發燒、牙齦出血、長年的瘡口、癲癇

慎用情況：火型能量過多、胃酸過多、高血壓

炮製方法：煎煮、磨粉（250毫克到1克）、做成藥糊

蠟楊梅是強效的抗水型能量藥草，可以驅除感冒、消除黏液、淨化淋巴腺並且催吐。這些作用都可以抑制過高的水型能量。此外，它還能改善嗓音、使人敞開心靈和感官，並使鼻竇通暢。蠟楊梅具有發汗作用，是治療感冒和流感的重要藥草，和肉桂與薑搭配時效果很

好。它能有效緩解喉嚨痛和牙齦浮腫（spongy gums），可以做成漱口水使用，也可以經由鼻腔吸入藉以淨化肺部與鼻竇。此外，它還可以解除風型體質者頭部的充血現象、強化生命能量，並促進黏膜修復。做成藥糊或洗劑後，可以用來治療難以癒合的舊傷或瘡口。

蠟楊梅是被用來祭祀濕婆和夏克提女神（Shakti）的植物。它的果實則被用來供奉難近母女神。吸入果實的乾燥外皮焚燒後所產生的煙霧有助平靜心靈、打開感官。它屬於悅性食物，是用來治療疾病初期最好的藥草之一，有助啟動身體的防禦能量。

黑胡椒 *Black Pepper*

Piper nigrum; Peperaceae

（S）Marich，是太陽的名字之一，因為它含有大量的太陽能量。

使用部位：果實

能量屬性：辛味／熱性／辛味

KV－P＋

組織：血漿、血液、脂肪、骨髓和神經

系統：消化系統、循環系統、呼吸系統

作用：興奮、祛痰、祛風、退熱、驅蟲

適應症：長期消化不良、大腸有毒素、新陳代謝衰退、肥胖、鼻塞、一般性發燒、間歇性發燒、四肢冰冷

慎用情況：消化器官發炎、風型能量過多

炮製方法：浸泡、磨粉（100到500毫克）、以牛奶煎煮、摻入印度酥油

黑胡椒是最強效的消化系統興奮劑之一。它能燃燒毒素，清理消化道（強化「阿耆尼」以摧毀毒素並消化食物），也能摻入印度酥油後透過鼻腔投藥，以緩解鼻塞、頭痛乃至癲癇。吃了涼性食物（如黃瓜）或太多生食和沙拉時，它是很好的解毒劑。外用時，它可以讓癤子早些成熟化膿。將它摻進印度酥油中，可以幫助因蕁麻疹或丹毒等病症而發炎的表皮復原。它和蜂蜜一起服用，可以發揮強大的祛痰效果，能夠清除黏液，抑制分泌物。但因為它屬於變性食物，因此如果服用過量，可能會產生刺激作用。

牛蒡 *Burdock*

Arctium lappa; Compositae

使用部位：根部與種子

能量屬性：苦味、辛味與澀味（根部也有甜味）／涼性／辛味

PK－V＋（過量時）

組織：血漿、血液

系統：呼吸系統、泌尿系統、循環系統、淋巴系統

作用：改善體質、發汗、利尿、退熱

適應症：皮膚發炎、疹子、伴隨發燒和喉嚨痛的感冒、血液中有毒素、淋巴堵塞、腎炎、水腫、高血壓

慎用情況：貧血、慢性寒顫、風型能量過多

炮製方法：浸泡（冷泡或熱泡）、煎煮（根部）、磨粉（250毫克至1克）、製成藥糊

牛蒡在淨化血液和淋巴方面具有強大的功效。它能夠消除充血現象、緩解腫脹，並透過發汗或利尿作用排除毒素。牛蒡籽具有強烈的利尿和解毒作用，也能緩解咳嗽。牛蒡根部較

具營養價值，也比較不會增加風型能量。火型體質的人可以定期服用牛蒡以補養回春之效。此外，它也有助消除火型體質常有的情緒（如憤怒、敵對和野心）。

牛蒡可以用來治療大多數由毒素造成的病症，包括中毒所引起的發燒和關節炎。牛蒡根和皺葉酸模搭配的效果很好。牛蒡籽也可以和芫荽籽一起服用。另外，將牛蒡根和旱蓮草以二：一的比例搭配，對火型體質的人具有滋補功效。

菖蒲根 *Calamus Root* 或 *Sweet Flag*

Acorus calamus; Araceae

（S）Vacha，意即「説話」，指的是這種藥草可以激發語言、智慧或自我表達的力量。

使用部位：地下莖

能量屬性：辛味、苦味、澀味／熱性／辛味

VK－P＋

組織：血漿、肌肉、脂肪、骨髓和神經、生殖

系統：神經系統、呼吸系統、消化系統、循環系統、生殖系統

作用：興奮、回春、祛痰、解充血、鎮定神經、止痙攣、催吐

適應症：感冒、咳嗽、氣喘、竇性頭痛、鼻竇炎、關節炎、癲癇、休克、昏迷、失憶、耳聾、歇斯底里、神經痛

慎用情況：出血性的疾病，包括鼻出血、痔瘡出血等

炮製方法：煎煮、以牛奶煎煮、磨粉（250至500毫克）、做成藥糊

菖蒲目前被列入美國食品藥物管理局（FDA）管制的名單，被視為具有毒性，不建議內服。不過，在阿育吠陀療法中它已經被使用了好幾千年，也是最知名的阿育吠陀藥草之一。它能淨化大腦和神經系統，恢復兩者的活力，因此它對風型體質的人具有回春功效，其次則是水型體質。它能清除精微通道系統的毒素和阻塞，促進大腦的循環，提升感受性、改善記性並增進覺察。它屬於悅性食物，可以和雷公根一起服用，對心智有益。此外，它也有助轉化性能量並強化拙火（Kundalini）。

頭痛時，可以把搗成糊狀的菖蒲根敷在額頭上。關節因發炎而疼痛時也可以把菖蒲根做成的藥糊敷在關節上。此外，菖蒲可能是最適合透過以鼻腔給藥的方式來治療鼻塞和鼻息肉的藥草，而且它可以直接恢復生命能量。劑量很高時，它具有催吐作用。為了抵消這項作

圖8

菖蒲

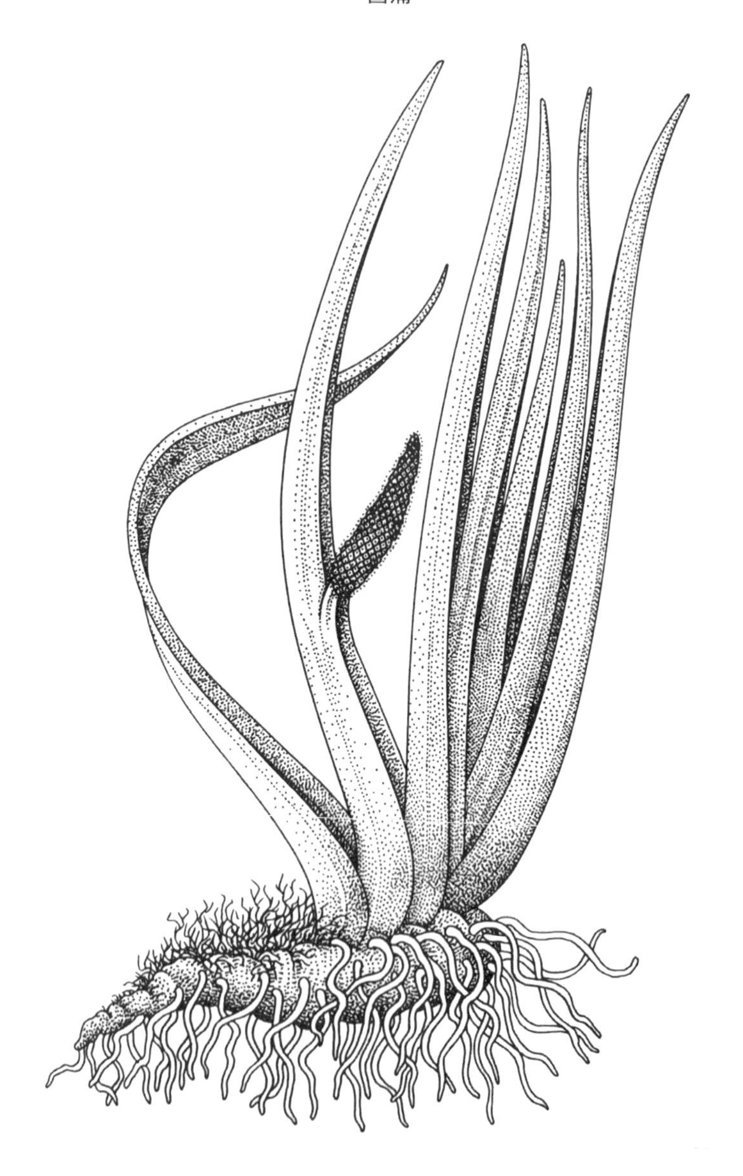

用，可以把菖蒲根和等量的生薑一起煎煮（每杯水各放二克），再加上一些蜂蜜調味。

要讓陷入休克或昏迷狀態的人甦醒，可以讓病人透過鼻腔吸入少量的菖蒲根粉末。這是一種既簡單又有效的方式。

樟樹 *Camphor*

Cinnamomum camphora; Lauraceae

（S）Karpura

使用部位：蒸餾油結晶（樟腦）

能量屬性：辛味、苦味／輕微的熱性／辛味

KV－P＋（過量時）

組織：血漿、血液、脂肪、骨髓與神經

系統：呼吸系統、神經系統

作用：祛痰、解充血、興奮、止痙攣、擴張支氣管、鎮定神經、止痛、抗菌

適應症：支氣管炎、氣喘、百日咳、肺充血、歇斯底里、癲癇、譫妄、失眠、經痛、痛風、風溼、鼻塞、竇性頭痛、眼疾、蛀牙

慎用情況：過量時具有毒性和麻醉作用，會增強火型和風型能量。只有在經醫生處方且劑量極低的情況下才可以使用

炮製方法：浸泡（冷泡法，將半盎司的樟腦加入一加侖的水，服用劑量為每次二盎司）、磨粉（100到250毫克）、做成藥油

樟腦能夠強化生命能量、打開感官並且讓心思清明。在西方藥草學中，它只被用來做成外用的樟腦油，但在阿育吠陀療法中，醫師也會讓病人服用少許的樟樹浸泡汁或樟腦粉末。用少量的樟腦塗抹眼睛時，起初會有灼熱感，但之後就會刺激淚水分泌，讓眼睛感到涼快而明亮。要緩解鼻塞、頭痛或喚醒感知能力時，可以用鼻腔吸入一小撮樟腦粉末。由於樟樹屬於悅性物質，因此印度教徒在祭拜神明時，會把樟樹當成香來燒，藉以淨化空氣及幫助冥想。

樟腦油可能是全世界最廣泛使用的藥油。樟腦粉末搭配芝麻油的效果很好（一盎司的樟腦粉末配上一品脫的芝麻油），可以對疼痛的關節與肌肉產生有效的興奮與抗刺激作用。把浸泡樟樹的汁液煮滾，然後吸入其蒸汽，可以緩解呼吸道的不適。但內服時只能用未經加工的樟樹，不可以使用市面上常見的人造樟腦。

小荳蔻 *Cardamom*

Elettaria cardamomum; Zingiberaceae

（S）Ela

使用部位：種子

能量屬性：辛味、甜味／熱性／辛味

VK－P＋（過量時）

組織：血漿、血液、骨髓和神經

系統：消化系統、呼吸系統、循環系統、神經系統

作用：興奮、祛痰、祛風、健胃、發汗

適應症：感冒、咳嗽、支氣管炎、氣喘、聲音沙啞、失去味覺、吸收不良、消化不良

慎用情況：潰瘍、火型能量過多

炮製方法：浸泡（不要煮滾）、磨粉（100到500毫克）、以牛奶煎煮

小荳蔻是最好也最安全的消化系統興奮劑之一。它可以喚醒脾臟、刺激掌管消化功能的平行氣、點燃「阿耆尼」，並消除胃部和肺部的水型能量。它能使頭腦和心臟感到興奮，使人心

思愉悅清明。把小荳蔻加入牛奶可以抵消它促進黏液分泌的作用。此外，它也可以中和咖啡裡面的咖啡因。由於它屬於悅性食物，因此特別適合用來啟動並舒緩體內的生命能量。

小荳蔻可以有效緩解孩童的神經性消化疾病或風型能量過多的症狀，尤其是在和茴香一起服用的時候。它有助抑制嘔吐、打嗝或胃酸逆流的現象。

卡宴辣椒 *Cayenne Pepper*

Capsicum annuum; Solanaceae

（S）Marichi-phalam，意即「太陽的果實」，因為它就像黑胡椒一樣，含有大量的太陽能量。

使用部位：果實

能量屬性：辛味／熱性／辛味

KV－P＋

組織：血漿、血液，對骨髓、神經和生殖組織也具有一些作用

系統：消化系統、循環系統、呼吸系統

作用：興奮、發汗、祛痰、祛風、改善體質、止血、驅蟲

適應症：消化不良、毒素累積、吸收不良、腹脹、蟲子、寄生蟲病、鼻塞、慢性寒顫、循環不良

慎用情況：潰瘍、胃炎、腸炎、一般性的消化道發炎，會刺激黏膜

炮製方法：浸泡、磨粉（劑量要低，每次100至500毫克）

根據阿育吠陀的理論，**卡宴辣椒**雖然是非常有用的藥物，但並非萬靈丹。它對循環和消化系統具有強烈的興奮作用，也能有效驅除內外寒氣，還能強化「阿耆尼」。不過，體內如果有發炎現象，卡宴辣椒可能會使症狀加重。儘管不能任意使用，它卻能增強其他許多藥草的功效。

卡宴辣椒具有強大的止血作用，因此在面對急症時可以用它來止血。不過，由於它性熱，長期使用可能會導致出血。當病人心臟衰弱或心臟病發作時，可以用它來恢復精力，但它也可能會增強火型能量，從而引發心臟病。

卡宴辣椒可以和其他藥草一起使用，以發揮其興奮作用。它對清除大腸的毒素特別有效。它和黑胡椒的作用相同，但短期使用效果較強，長期使用則效果較弱。由於它是變性藥草，如果使用過量，可能會擾亂心智。

洋甘菊 *Chamomile*

Anthemis nobilis（羅馬文）*Matricaria chamomilla*（德文）：*Compositae*

使用部位：花朵、藥草

能量屬性：苦味、辛味／涼性／辛味

KP－V＋（過量時）

組織：血漿、血液、肌肉、骨髓和神經

系統：呼吸系統、消化系統、神經系統

作用：發汗、祛風、鎮定神經、止痙攣、止痛、通經、催吐

適應症：頭痛、消化不良、孩童的消化與神經問題、腹絞痛、眼睛發炎、黃疸、經痛

慎用情況：大劑量時有催吐作用，可能會增強風型能量

炮製方法：浸泡（熱泡或冷泡）、磨粉（250毫克至1克）、製成藥糊

洋甘菊茶是很受歡迎的飲料，具有多方面的療效。如果份量適中，對所有體質都有好處，尤其是火型體質。它有助緩解偏頭痛以及因消化問題而引起的頭痛，還能行血通經。由於它是悅性藥草，因此很能平衡情緒。此外，它還可以解除神經痛並且有明目的效果。

在洋甘菊茶中加入一些生薑片，就成了一杯十分均衡的飲料，可以抵消洋甘菊可能產生的催吐效果。它也可以用來清洗眼睛，或做成敷劑，以緩解神經疼痛。在大多數情況下，它的作用溫和，可以用來調和主藥材。

肉桂 *Cinnamon*

Cinnamomum zeylanicum; Lauraceae

（S）Twak

使用部位：樹皮

能量屬性：辛味、甜味、澀味／熱性／甜味

VK－P＋

組織：血漿、血液、肌肉、骨髓和神經

系統：循環系統、消化系統、呼吸系統、泌尿系統

作用：興奮、發汗、祛風、改善體質、祛痰、利尿、止痛

適應症：感冒、鼻塞、支氣管炎、消化不良

慎用情況：火型能量過多者、出血性疾病

炮製方法：浸泡、煎煮、磨粉（500毫克至1克）

肉桂能夠有效強化並調節循環功能。罹患感冒或流感時，可以用它來發汗和祛痰，對體質孱弱者尤其有益。牙痛或肌肉緊張時，可以用它來緩解不適。它能強心暖腎並促進「阿耆尼」。就像生薑一樣，它幾乎也是一種萬用藥材，而且比較不會像生薑那樣增強火型能量。由於它屬於悅性藥草，因此對於風型體質的人來說，是很好的飲料。

肉桂、小荳蔻和月桂葉並稱「三香」。它們能促進消化，強化掌管消化功能的「平行氣」（samana vayu），並幫助藥物吸收。就像「三辛」（Trikatu，是由乾薑、黑胡椒與蓽拔組成的辛味藥方）一樣，許多阿育吠陀藥方都會同時用到這「三香」。

丁香 *Cloves*

Caryophyllus aromaticus; Myrtaceae

（S）Lavanga

使用部位：乾燥的花苞

能量屬性：辛味／熱性／辛味

KV－P＋（過量時）

組織：血漿、肌肉、骨髓與神經、生殖

作用：興奮、祛痰、祛風、止痛、催情

適應症：感冒、咳嗽、氣喘、消化不良、牙痛、嘔吐、打嗝、喉炎、咽頭炎、低血壓、陽痿

慎用情況：發炎、高血壓、火型能量過多

炮製方法：浸泡（不要煮沸）、磨粉（250至500毫克）、以牛奶煎煮

丁香是芳香藥草，能有效提振肺部與胃部的功能。它能驅寒並且消除淋巴中的毒素，對感冒和咳嗽也很有效。丁香的揮發油是強效的止痛劑。此外，它也具有溫和的催情效果。但由於它的屬性很熱，又是變性藥草，因此它在增強人體能量時可能會讓人感到有些刺激。

聚合草 *Comfrey*

Symphytum officinale; Boraginaceae

使用部位：根與葉子

能量屬性：甜味、澀味／涼性／甜味

PV－K＋

組織：血漿、血液、肌肉、骨骼、骨髓與神經

系統：呼吸系統、消化系統、循環系統、神經系統

作用：滋補、緩和、祛痰、軟化、治療外傷、收斂、止血

適應症：咳嗽、肺部感染、咳血、肺出血、消化道潰瘍、血尿、腹瀉、痢疾、扭傷、骨折、傷口、瘡口、癤子

慎用情況：水腫、吸收不良、肥胖、毒素過多

炮製方法：煎煮、以牛奶煎煮、磨粉（250毫克至1克）、製成藥糊

聚合草是效果強大的補藥與外傷藥。根部的滋補功效較強，葉子則比較有收斂和消炎作用。聚合草根能夠供應肺部和黏膜所需的營養，使之恢復活力，可以用在大多數黏膜發炎、

出血或耗損的情況。當身體生病或受傷時，聚合草是最能夠促進人體內外的組織生長並療癒全身的藥草之一。

若要滋補身體或止住流血，可以把二茶匙的聚合草粉放進一杯牛奶裡煮滾。若要祛痰，則應該和薑、丁香和小荳蔻等香辛料同服，因為光是服用聚合草可能會造成充血現象。如果和土木香根一起服用，可以達到補肺的效果。它是風型與火型體質的回春藥草，能恢復肺部、血漿和骨骼的活力，是最能有效促進新的組織生長的藥草之一，是名符其實的補藥。

芫荽 *Coriander*

Coriandrum sativum; Umbelliferae

使用部位：果實、新鮮植株（即香菜）

能量屬性：苦味、辛味／涼性／辛味

PKV=

組織：血漿、血液、肌肉

系統：消化系統、呼吸系統、泌尿系統

作用：改善體質、發汗、利尿、祛風、興奮

適應症：尿道灼熱、膀胱炎、尿道感染、蕁麻疹、疹子、燒燙傷、喉嚨痛、嘔吐、消化不良、過敏、花粉熱

慎用情況：風型能量過多且神經組織缺損

炮製方法：浸泡（冷泡或熱泡）、磨粉（250至500毫克）、以新鮮香菜榨汁

芫荽籽對許多火型疾病（尤其是消化道或泌尿系統方面的病症）都是很好的家庭用藥。大多數香料都不能用來治療火型疾病，即使能用也必須很小心，但芫荽籽則不在此列。它能有效促進消化。服用新鮮的芫荽汁液可以有效緩解過敏、花粉熱和皮疹的症狀，劑量是每次一茶匙，一天喝三次。不過它也可以外用。用芫荽汁液塗抹肌膚可以緩解搔癢和發炎。

孜然也有類似的特性。它可以解除熱性辛味食物（例如番茄、辣椒等）的毒性，還能促進消化吸收並緩解腹瀉和痢疾。芫荽、孜然和甜茴香籽是同一類型的植物，特性也相似。三者往往同時被用來治療消化方面的疾病（主要是因火型能量過多而導致的病症）。有許多不同的藥方也會同時使用這三者來促進其他藥草的吸收。

蒲公英 *Dandelion*

Taraxacum officinale; Compositae

使用部位：根部、枝葉

能量屬性：苦味、甜味／熱性／辛味

PK－V＋

組織：血漿、血液

系統：循環系統、消化系統、泌尿系統、淋巴系統

作用：改善體質、利尿、溶解結石、緩瀉、滋補

適應症：肝臟問題、黃疸、膽結石、淋巴堵塞、乳房疼痛、乳癌、肝炎、糖尿病、水腫、潰瘍

慎用情況：風型能量過多者

炮製方法：煎煮（根部）、磨粉（250毫克至1克），製成藥糊

蒲公英主要的作用是解毒，可以用來治療因火型能量和毒素所引發的疾病。它對乳房和乳腺的疾病、乳房疼痛、腫瘤、囊腫、退奶、淋巴結腫大等問題特別有效，還可以淨化肝臟

和膽囊，並消除人體內積滯的火型能量和膽汁。

把蒲公英的根部和菊苣根（或牛蒡根）煮成茶飲，可以降低火型能量。方法是把兩種藥草（各四分之一盎司）放入一品脫的水中用文火燉煮二十分鐘，然後一天三次隨餐服用。蒲公英的特性和印度旱蓮草類似，後者是強效的補藥和神經鎮定劑，可以用來取代前者。如果吃了太多肉類、脂肪和炸物，可以用蒲公英來解毒。

紫錐花 *Echinacea*

Echinacea angustifolia; Compositae

使用部位：根部

能量屬性：苦味、辛味／涼性／辛味

PK－V＋

組織：血漿、血液

系統：循環系統、淋巴系統、呼吸系統

作用：改善體質、發汗、抗菌、抗病毒、防腐、止痛

適應症：血液中毒、敗血症、壞疽、溼疹、被毒蟲叮咬、性病、攝護腺炎、感染、創傷、膿瘡

慎用情況：貧血、暈眩、風型能量過多

炮製方法：浸泡（熱泡或冷泡）、磨粉（250毫克至1克）、做成酊劑

紫錐花可能是西方藥草中解毒效果最好的一種。它是天然的抗生素，能夠抵消大多數有毒物質對人體的作用，還能淨化血液和淋巴系統，催化白血球細胞的作用並且有助抑制化膿，使得組織免於腐爛。在阿育吠陀的療法中，它被用來破壞毒素。

它的用途和金印草頗為相似，但金印草主要作用於消化道，紫錐花則對血液、肺部、感冒和流感比較有效。此外，相較於金印草，紫錐花較不會耗損身體，因此比較適合長期使用。

它搭配它的親戚土木香時，對肺部感染的效果很好。如果擔心它會引起暈眩或輕飄飄的感覺，可以和甘草或藥蜀葵同服。紫錐花和金印草不同的地方在於它可以依照正常的劑量使用，但務必要注意藥草的新鮮度（紫錐花在六個月內就會失去藥效），所以最好使用酊劑。

被毒蟲叮咬或瘡口受到感染時，可以把紫錐花當成敷劑，或者用來清洗傷口。

土木香 *Elecampane*

Inula spp.; Compositae

（S）Pushkaramula

使用部位：根部與花朵

能量屬性：辛味、苦味／熱性／辛味

KV－P＋

組織：所有組織（生殖組織除外）

系統：呼吸系統、神經系統、消化系統

作用：祛痰、止痙攣、祛風、止痛、回春

適應症：感冒、氣喘、心因性氣喘、胸膜炎、消化不良、咳嗽、神經衰弱

慎用情況：火型能量過多所引起的病症

炮製方法：煎煮、磨粉（250毫克到1克）、製成藥糊

土木香是對肺部最好的回春補藥之一。它能夠有效減少過多的水能量，強健肺部的肌肉，延長肺部組織的壽命。它還能幫助身體吸收肺部的水分，以減輕肺水腫。此外，它也是

最好的祛痰鎮咳藥草之一，對消化系統、心靈和女性的生殖器官也有鎮靜作用。

將它搭配生薑、蓽拔、肉桂和小荳蔻這類藥草，會有發汗和祛痰的作用。如果搭配南非醉茄、紫草根或藥蜀葵這類藥草，則有滋補和回春的功效。將它做成藥糊，可以用來外敷，藉以緩解肌肉疼痛。將二分之一盎司的土木香放進一品脫的水裡以小火煮二十分鐘，一天三次，在飯後和蜂蜜一起服用可以滋養肺部。

甜茴香籽 *Fennel Seeds*

Foeniculum vulgaris; Umbelliferae

（S）Shatapushpa

使用部位：果實（種子）

能量屬性：甜味、辛味／涼性（輕微）／甜味

VPK＝

組織：血漿、血液、肌肉、骨髓

系統：消化系統、神經系統、泌尿系統

作用：祛風、健胃、興奮、利尿、止痙攣

適應症：消化不良、「阿耆尼」太弱、腹痛、腹部痙攣或腹脹、排尿困難或小便灼熱、孩童的腹絞痛

慎用情況：所有體質都適用

炮製方法：浸泡、磨粉（250到500毫克）

甜茴香籽是最能有效改善消化不良、增強「阿耆尼」、抑制痙攣和消除胃腸脹氣的藥草之一。可以將甜茴香籽用火烘烤後在飯後服用一茶匙（可以單獨吃，也可以和岩鹽同服）。它和孜然及芫荽都是都是涼性的香料，很適合一起服用。甜茴香籽對孩童或老年人的消化不良症狀效果絕佳。它能鎮靜神經，它的香味則能對人的心靈產生作用，使人的反應更加靈敏。將甜茴香籽搭配芫荽一同服用，對泌尿問題的效果很好。在治療消化方面的疾病時，如果使用熱性香料或胡椒，可能會使病人過度燥熱或造成過度的刺激，這時便可以使用甜茴香籽來代替。

此外，甜茴香籽還能消除使用通便劑所造成的胃腸絞痛現象，也有通經和發奶的功效。

葫蘆巴 *Fenugreek*

Trigonella foenumgraecum; Leguminosae

（S）Methi

使用部位：種子

能量屬性：苦味、辛味、甜味／熱性／辛味

VK－P＋

組織：血漿、血液、骨髓和神經、生殖

系統：消化系統、呼吸系統、泌尿系統、生殖系統

作用：興奮、滋補、祛痰、回春、催情、利尿

適應症：痢疾、消化不良、長期咳嗽、過敏、支氣管炎、流行性感冒、病後調養、水腫、牙痛、神經衰弱、坐骨神經痛、關節炎

慎用情況：懷孕（可能會導致流產或陰道流血）、火型能量過多的病症

炮製方法：煎煮、磨粉（250毫克到1克）、製成藥糊、煮成稀粥

葫蘆巴對病後（尤其是神經、呼吸和生殖系統方面的疾病）身體虛弱有待調養的人是很好的食物。將它煮成稀粥食用，可以發奶並促進毛髮生長。把它搗成糊狀，則可以用來塗擦癤子、潰瘍和難以癒合的瘡口。葫蘆巴加纈草，是很好的神經滋補劑。把它放進咖哩料理中則有促進消化的功效。葫蘆巴的嫩芽可治消化不良、肝功能低下和精蟲活動力不足的症狀。若要補身，可以把一湯匙的葫蘆巴粉放進一杯牛奶裡加熱，每天食用。

亞麻籽 *Flaxseed*

Linum usitatissimum; Linaceae

使用部位：種子

能量屬性：甜味、澀味／熱性／辛味

（S）Um　V－PK＋

組織：血漿、血液、肌肉、骨骼

系統：排泄系統、呼吸系統

作用：緩瀉、緩和、軟化、祛痰、滋補

適應症：氣喘、慢性支氣管炎、肺炎、長期便祕、腹瀉、病後調養

慎用情況：對嚴重的便祕而言功效可能不夠強，可能會讓大腸更加堵塞

炮製方法：浸泡、煎煮、以牛奶煎煮、製成藥糊、磨粉（250毫克到1克）

亞麻籽對風型體質者、大腸和肺部是很好的補藥。它能強健肺部的組織，促進肺部黏膜的癒合，對慢性、退化性的肺病患者而言是絕佳的藥材。它含有天然的蛋白質和鈣，和蜂蜜一起服用會有祛痰、軟化的功效，和甘草搭配則能滋補肺部。它的特性和芝麻相似，尤其能夠強健骨骼和生殖器官。它和洋車前子同樣都具有緩瀉功效，但它的屬性更輕、更熱，一般來說比較適合風型體質，但也更容易增強火型能量。要治療便祕，可以把一茶匙到二湯匙（視所需的濃度而定）的亞麻籽放入一杯溫水中浸泡，在睡前飲用。

由於亞麻籽有助局部血管擴張並使組織放鬆，因此對潰爛和發炎的皮膚來說是很好的敷劑。

大蒜 *Garlic*

Allium sativum; Liliaceae

（S）Roshona，意即「少一味」，因為它除了酸味之外，其他味道都有（它的根部有辛味，葉子有苦味，莖部有澀味，柄的頂端有鹹味，種子則有甜味）。

使用部位：地下莖

能量屬性：除了酸味之外其他味道都有，主要是辛味／熱性／辛味

VK－P＋

組織：所有組織

系統：消化系統、呼吸系統、神經系統、生殖系統、循環系統

作用：興奮、祛風、祛痰、改善體質、止痙攣、催情、殺菌、驅蟲、回春

適應症：感冒、咳嗽、氣喘、心臟病、高血壓、膽固醇、動脈硬化、心悸、皮膚病、寄生蟲感染、風溼、痔瘡、水腫、陽痿、歇斯底里

慎用情況：胃酸過多、血毒血熱、火型能量過多

炮製方法：浸泡（不要煮沸）、磨粉（100到500毫克）、榨汁、做成藥油

大蒜具有強大的回春功效，尤其對風型體質的人效果最好，其次則是水型體質。它能使骨骼與神經組織恢復活力，也是強效的解毒劑，對長期或間歇性發燒（風型疾病）的患者頗為有效。它可以消除血液和淋巴中的毒素和水型能量。不過由於它性熱，可能會造成出血，或使出血現象變得更嚴重。

大蒜是惰性食物，可能會使人的心智變得呆滯，但也可能會使人變得更接地氣。它能使精液變多，但也可能會對生殖器官造成刺激。因此，大蒜雖然是一味好的藥材，但或許不適合修習瑜伽的人經常食用。

龍膽 *Gentian*

Gentiana spp.; Gentianaceae

（S）Kirata、Katuki、Trayamana（有好幾種苦味藥草功效幾乎相同，因此梵文名稱並不明確）。

使用部位：根部

能量屬性：苦味／涼性／辛味

PK－V＋

組織：血漿、血液、肌肉、脂肪

系統： 循環系統、消化系統
作用： 滋補、退熱、改善體質、抗菌、驅蟲、緩瀉
適應症： 發燒、燒後虛弱、黃疸、肝炎、肝脾腫大、生殖器皰疹、粉刺、疹子、肥胖、潰瘍、性病的瘡口、糖尿病、癌症
慎用情況： 一般性的虛弱、神經緊張、肌肉痙攣、風型能量過多
炮製方法： 煎煮、磨粉（250至500毫克）

龍膽是全球廣泛使用的經典苦味藥草，也是很典型的苦味補藥。它就像大多數苦味藥草一樣，可以破壞引起發燒和發炎的毒素，也能有效舒緩肝脾過度活躍的現象，並治療陰部的瘡口和感染，對胃部和小腸的潰瘍也有療效，是最好的抗火型能量藥草之一。

若要退燒，可以讓病人服用等量的龍膽和薑（或黑胡椒）。若要調節肝脾功能，可以搭配蘆薈，也可以用蘆薈當成藥引。

不過，如果病人沒有發燒、發炎或火型能量、體脂肪過多的現象時，就不要使用龍膽。它對風型能量所導致的神經性消化不良和低血糖沒有什麼效果。

但它對生殖器皰疹和癌症這類現代疾病有其療效，尤其是火型疾病或那些與血液或肝臟有關的病症。

薑 *Ginger*

Zingiber Officinale; Zingiberaceae

（S）Sunthi、Nagara（乾薑），Ardraka（生薑）

使用部位：地下莖

能量屬性：辛味、甜味／熱性／甜味

VK－P＋

組織：作用於所有組織

系統：消化系統、呼吸系統

作用：興奮、發汗、祛痰、祛風、止吐、止痛

適應症：感冒、流感、消化不良、嘔吐、打嗝、腹痛、喉炎、關節炎、痔瘡、頭痛、心臟病

慎用情況：發炎性的皮膚病、高燒、出血、潰瘍

炮製方法：浸泡、煎煮、磨粉（250至500毫克）、生薑榨汁

薑或許是最好也最具悅性的香料了。它被稱為「vishwabhesaj」，亦即「萬用藥」。因此，從前的阿育吠陀醫師會把新鮮的薑汁和薑粉（汁與粉的比例至少是四：一）放入研缽中一起研磨，直到它成為濃稠的糊狀，然後再搓成約豌豆大小的丸狀，讓病人一次吃兩粒，每天吃三次。薑和蜂蜜同服，可以減少水型能量；和冰糖同服，可以減少火型能量；和岩鹽同服，則可以減少風型能量。

乾薑的屬性比生薑更熱更乾，也具有較強的興奮與祛痰作用，可以減少水型能量並強化「阿耆尼」。但生薑的發汗作用較強，對感冒、咳嗽、嘔吐和風型疾病的效果更好。

大家都知道薑可以用來緩解消化和呼吸方面的疾病。它對關節炎也有幫助，而且可以滋補心臟。此外，它還能緩解腹部的脹氣與痙攣，包括因受涼而導致的經痛。把它做成糊狀的敷劑，可以用來緩解疼痛與頭痛。

金印草 *Golden Seal*

Hydrastis canadensis; Ranunculaceae

使用部位：地下莖

能量屬性：苦味、澀味／涼性／辛味

PK－V＋

組織：血漿、血液
系統：消化系統、循環系統、淋巴系統
作用：滋補、退熱、改善體質、抗菌、抗細菌、防腐、緩瀉
適應症：黃疸、肝炎、糖尿病、肥胖、潰瘍、傳染病所引起的發燒、瘧疾、腺體和淋巴腺腫大、痔瘡、溼疹、膿漏、月經過多、白帶
慎用情況：身體消瘦、神經衰弱、眩暈、長期衰弱（如果長期服用，每天不得超過3克）
炮製方法：煎煮、磨粉（100到500毫克）、製成藥糊（外用）

金印草是很好的草本抗生素，具有抗細菌和防腐的作用。它可以摧毀消化道中的酵母菌和細菌，對整個循環系統都有很強的排毒作用，也能舒緩肝臟和脾臟，調節肝脾功能以及糖分和脂肪的代謝，減少體內的毒素和多餘的組織。此外，它還能淨化黏膜，對於所有的鼻黏膜病變都有療效。

然而，它並不是能治百病的萬靈丹。它對腸道的好菌會造成不良的影響，因此它雖然可以用來取代抗生素，但也像抗生素那樣在使用上有許多禁忌，不適合用在大多數需要補充營養的病人身上。

有深層的發燒現象時，可以用金印草搭配一些熱性的藥草（如薑或黑胡椒）來緩解。此外，也可將它配上沒藥，做成具有收斂作用的漱口藥水。

它可能是美國可以買到的最強效抗火型能量藥草。

山楂 *Howthorn berries*

Crataegus oxycantha; Rosaceae

使用部位：果實

能量屬性：酸味／熱性／酸味

V－P＋K＋（過量時）

組織：血漿、血液、肌肉

系統：循環系統、消化系統

作用：興奮、祛風、擴張血管、止痙攣、利尿

適應症：心臟衰弱、動脈硬化、瓣膜閉鎖不全、高血壓、心悸、血栓、失眠、食滯、腹部腫瘤

慎用強況：潰瘍、大腸炎

炮製方法：煎煮、磨粉（250毫克至1克）

酸味的藥草可以促進循環和消化系統的功能，**山楂**就是一個很好的例子。它對心臟有特殊的作用，可以強健心肌、益壽延年；對風型體質的心臟疾病（如神經性的心悸）或老年人（多屬風型體質）的心臟問題（如高膽固醇和動脈硬化）特別有效。

山楂能促進消化，有助去除消化道裡累積的食物，甚至可以消除腫瘤。但它也可能會使體重增加。如果服用過量，可能會增強水型能量。此外，它也會使大多數火型的心臟病以及熱病變得更加嚴重。

山楂很容易溶於酒精，因此可以用來做成酊劑或藥酒。將山楂搭配其他滋補心臟的藥草（如少量的小荳蔻和肉桂）可以強健心肌。方法是把二分之一盎司的山楂和一茶匙的肉桂放進一品脫的水中以小火煮二十分鐘，再以蜂蜜提升甜度，一天三次在飯後服用，如此便可滋補心臟。

木槿花 *Hibiscus Flowers*

Hibiscus rosa-sinensis; Malvaceae

（S）Japa，即「持咒」之意，因為它可以使人在持咒時更加虔誠。

使用部位：花朵

能量屬性：澀味、甜味／涼性／甜味

PK－V＋（過量時）

組織：血液、血漿、肌肉、骨髓和神經、生殖

系統：循環系統、女性生殖系統、神經系統

作用：改善體質、止血、清涼解熱、通經、緩和、止痙攣

適應症：經痛、月經過多、小便疼痛、膀胱炎、咳嗽、發燒、性病、血中有毒素

慎用情況：嚴重的風寒、風型能量過多

炮製方法：浸泡（冷泡或熱泡）、磨粉（250毫克至1克）

木槿花對第一和第二脈輪的疾病（例如因為熱氣、充血和收縮所引起的腎臟問題和生殖系統的疾病）頗有好處。木槿花茶可以消暑解熱，是夏日很好的飲料，做法是把四分之一盎司木槿花放入一品脫的冷水中浸泡。

木槿花是用來祭祀象頭神伽內什（Ganesh，即印度的智慧之神，住在我們的根輪，能夠摧毀所有障礙，使人心想事成）的花朵。它可以幫助人們在持咒時更有成效，在冥想時更加專注，並賦予他們神祕的力量。它是印度教的祭典中很重要的一個部分，其能量與蓮花和月季類似。就大多數用途而言，木槿花和月季都是很好的搭檔。

木槿花有助淨化血液、心臟與心靈，也能改善氣色並促進毛髮生長。用它來治療月經失調（尤其是經血過多的症狀）頗為有效。

木賊 *Horsetail*

Equisetum spp.; Equisetaceae

使用部位：藥草

能量屬性：苦味、甜味／涼性／辛味

PK－V＋

組織：血漿、血液、脂肪、骨骼

系統：泌尿系統、呼吸系統

作用：利尿、溶解結石、發汗、改善體質、止血

適應症：水腫、腎炎、小便灼熱、腎結石、膽結石、胃潰瘍、骨折、月經過多、性病

慎用情況：風型能量過多、便祕、皮膚乾燥

炮製方法：浸泡（熱泡或冷泡）、磨粉（250到500毫克）、製成藥糊

木賊是有效的利尿劑與血液淨化劑。它適合用來治療各種因火型能量過多而引起的病症，也能有效溶解腎臟、膀胱和膽囊的結石。不過它有一些刺激性和磨蝕作用，因此必須在有專業人士的指導下才能長期使用。木賊能促進骨折癒合並為骨骼組織提供養分，使眼睛更加明亮，也能去除血液中的毒素。它對傳染性的發燒和流感也頗為有效。

木賊的特性和牛蒡籽類似，可以做成藥糊或藥水，用在皮膚發炎的地方。它能清除神經和心靈中的火型能量及激烈的情緒。

鹿角菜 *Irish Moss*

Chondrus crispus; Algae

使用部位：藥草

能量屬性：鹹味、甜味、澀味／熱性（輕微）／甜味

VP－K＋或毒素＋（過量時）
組織：血漿、肌肉、脂肪
系統：呼吸系統、泌尿系統
作用：滋補、緩和、祛痰、軟化
適應症：咳嗽、支氣管炎、肺結核、腺體腫大（甲狀腺、淋巴腺、攝護腺）、病後調養、身體虛弱、老化、皮膚乾燥或起皺
慎用情況：毒素過多、充血
炮製方法：浸泡、煎煮、以牛奶煎煮、磨粉（250毫克到1克）、製成藥糊

鹿角菜和其他各種海草（如海帶、紅藻）對那些患有不足之症、病後調養、年紀老邁、毒素過高以及荷爾蒙（尤其是甲狀腺的荷爾蒙）分泌不足的人來說都是很好的食物。它能夠使人恢復健康與活力，增加我們的基本體液並提供礦物質，也能軟化並去除肺裡那些已經乾掉的水型能量與毒素，還能鎮定並滋養各個腺體，緩解腺體腫大的現象。此外，它還能有效舒緩乾燥發炎的皮膚表面或黏膜。

罹患嚴重的肺病後正處於康復期的人可以把半盎司鹿角菜放進一品脫的水中以小火悶煮，每天吃兩份。

杜松子 *Juniper Berries*

Hibiscus rosa-sinensis; Malvaceae

（S）Hapusha

使用部位：漿果

能量屬性：辛味、苦味、甜味／熱性／辛味

KV－P＋

組織：血漿、血液、肌肉、脂肪、骨骼、骨髓和神經

系統：泌尿系統、呼吸系統、神經系統、消化系統

作用：利尿、發汗、興奮、祛風、止痛、消毒、殺菌

適應症：水腫、坐骨神經痛、腰痛、關節炎、風溼、關節腫脹、糖尿病、消化不良、免疫系統衰弱、經痛

慎用情況：急性腎炎、膀胱炎、懷孕

炮製方法：浸泡、磨粉（250至500毫克）、製成藥糊

杜松子是最適合風型體質的利尿劑之一。它也能去除多餘的風型能量並促進消化。它對水型體質也很有益，但會增強火型能量，因此必須搭配其他利尿藥草使用。為了平衡它的刺

激性，阿育吠陀的醫師經常用它來搭配那些具有緩和效果的利尿藥草（例如藥蜀葵或蒺藜）。將杜松子做成藥糊，可以用來外敷，藉以緩解關節炎所引起的疼痛與腫脹。它還能淨化人的氣場與精微體（the subtle body），因為它不僅有助消滅耐藥的細菌，也能消除靈魂所受到的負面影響。

甘草 *Licorice*

Glycyrrhiza glabra; Leguminosae

（S）Yashti Madhu，即「蜂蜜棒」之意。

使用部位：根部

能量屬性：甜味、苦味／涼性／甜味

VP－K＋（長期使用時）

組織：可作用於所有組織

系統：消化系統、呼吸系統、神經系統、生殖系統、排泄系統

作用：緩和、祛痰、滋補、回春、緩瀉、鎮靜、催吐

適應症：咳嗽、感冒、支氣管炎、喉嚨痛、喉頭炎、潰瘍、胃酸過多、小便疼痛、腹痛、全身虛弱

慎用情況：水型能量過多、水腫，會抑制鈣與鉀的吸收，骨質疏鬆患者忌用，高血壓患者也不宜使用（會增加心臟周圍的積水）

炮製方法：煎煮、以牛奶煎煮、磨粉（250至500毫克）、摻入印度酥油

甘草是有效的祛痰藥草，能夠稀釋痰液，使其更容易排出。劑量大時，它是很好的催吐藥，能夠清除肺部和胃部的水型能量。它也是溫和的緩瀉劑，能夠舒緩並強化黏膜，並緩解肌肉痙攣和發炎的現象。它的味道可以掩蓋其他藥草令人不快的滋味，有助調和它們的藥性，抵消它們乾、熱的屬性並減輕其毒性。

甘草很適合搭配生薑，用來治療感冒與呼吸方面的疾病。它配上生薑與小荳蔻，可以滋補牙齒。它也是一種能使人恢復健康與活力的食物。由於它屬於悅性藥材，因此可以平靜心靈、滋養精神。它還能滋養大腦、增加腦脊髓液，使人感到滿足與和諧。此外，它還能改善嗓音、視力、毛髮與氣色，並增強體力。

藥蜀葵 *Marshmallow* *Althea officinalis; Malvaceae*

使用部位：根部

能量屬性：甜味／涼性／甜味

VPK＝（過量時可能會使水型能量或毒素增加）

組織：血漿、血液、肌肉、骨髓與神經、生殖

系統：呼吸系統、泌尿系統、消化系統、神經系統

作用：滋補、回春、緩和、祛痰、軟化、利尿、治療外傷、緩瀉

適應症：咳嗽、百日咳、喉頭炎、支氣管炎、腎臟和膀胱發炎、感染或出血、皮疹、乳腺炎、營養不良、燒燙傷、風溼

慎用情況：吸收不良

炮製方法：煎煮、以牛奶煎煮、磨粉（250毫克到1克）、製成藥糊

藥蜀葵含有大量優質的黏液，可能是西方藥草中最好的滋補性藥草（內用）以及軟化劑（外用）。它對火型體質、肺部和腎臟都有回春效果，對風型體質也有補養效果。它能減輕發

炎現象、舒緩肌膚和黏膜，並淨化和恢復體內的水元素。此外，它還能促進慢性瘡口和壞死組織的癒合。

由於藥蜀葵具有很強的吸收力，因此可以用來作為發炎和感染處的敷劑。將它放進牛奶裡加上少量的薑煎煮，可以有回春的功效。用它來搭配甘草及土木香的根，可以補肺。將它加入任何一種利尿的處方，都可以發揮很好的舒緩及調和的效果。如果搭配百里香，則可以鎮咳。

野生的錦葵使用的方式也類似，不過要使用較大的根，才能達到最強的滋補效果。至於印度的錦葵及其他用途類似的藥草，請參見「心葉黃花稔」一節。

薄荷 *Mint*

Mentha spp.; Labiatae

（S）Phudina

使用部位：藥草

能量屬性：辛味／涼性（輕微）／辛味

PK－V＋（過量時）

組織：血漿、血液、骨髓與神經

系統：呼吸系統、消化系統、神經系統、循環系統

作用：興奮、發汗、祛風、鎮靜神經、止痛

適應症：感冒、發燒、喉嚨痛、喉頭炎、耳朵痛、腸胃不適、神經焦躁、頭痛、經痛

慎用情況：嚴重的風寒、神經衰弱

炮製方法：浸泡（不要煮沸）、磨粉（250至500毫克）

薄荷大致上分為三種：胡椒薄荷、綠薄荷和野薄荷（學名為*Mentha arvensis*，在印度較為常見，也是美國西部地區的原生野薄荷）。它們對神經和消化系統都有溫和的舒緩作用，能幫助身體放鬆，使頭腦清醒、感官敏銳，因此廣受歡迎，用途也很多。它們是溫和、清涼的發汗劑，能夠用來治療普通感冒、流行性感冒和相關的併發症。其中胡椒薄荷的興奮作用最為強烈，也最具促進消化的功效。綠薄荷比較有放鬆的效果，用來治療泌尿系統的發炎時，利尿的效果也較佳。野薄荷則有較強的止痙攣作用，可以用來治療月經失調。其他薄荷（如貓薄荷）也有類似的作用，但並非所有的薄荷都是涼性的，其中有些（如百里香）是熱性的。但大多數薄荷都不會過熱或過涼。

薄荷含有大量的乙醚，具有舒緩、清涼、淨化和擴張的作用，也有助舒緩心靈和情緒緊張以及充血的現象。它們是悅性藥草，對身體的作用很溫和，因此並不足以用來治療急性或嚴重的病症。它們通常是被用來輔助其他的藥草，以發揮調和的作用或當成藥引。

艾草 *Mugwort*

Artemesia vulgaris; Compositae

（S）Nagadamani

使用部位：藥草

能量屬性：苦味、辛味／熱性／辛味

VK－P＋（過量時）

組織：皮膚、血液、肌肉、骨髓與神經

系統：循環系統、女性生殖系統、神經系統、消化系統、呼吸系統

作用：通經、止痙攣、止血、發汗、驅蟲、抗菌

適應症：經痛、月經過多、不孕、預防流產、坐骨神經痛、驚厥、歇斯底里、癲癇、憂鬱、精神疲勞、失眠、痛風、風溼、真菌感染

慎用情況：火型能量過多、泌尿道感染或發炎

炮製方法：浸泡（不要煮沸）、磨粉（250至500毫克）

艾屬的許多成員（包括**艾草**、苦艾、青蒿和美國大盆地區的山艾）都是全球各地廣泛使用的藥草。它們都是苦味的芳香藥草，特性相似。其中艾草比較有通經的效果，苦艾較能殺蟲和促進消化，山艾的發汗效果較佳。它們對含有毒素的風型病症（例如關節炎）或因風型能量堵塞而導致的神經性病症尤其有效。

艾草能溫暖下腹部，強化子宮，調節月經、減輕經痛與頭痛的現象，並使胎兒強健。它也能暢通並淨化循環與神經系統的通道，緩解疼痛。它和薑和普列薄荷（pennyroyal）搭配，可以改善因神經緊張而造成的經血阻塞現象。此外，它還可以做成藥水，用來治療真菌感染和其他類型的皮膚感染，也可以用浸泡法做成灌洗液，藉以改善陰道念珠菌感染的現象。

毛蕊花 *Mullein*

Verbascum thapsus; Scrophulariaceae

使用部位：枝葉、花朵

能量屬性：苦味、澀味、甜味／涼性／辛味

PK－V＋

組織：血漿、血液、骨髓與神經

系統：呼吸系統、神經系統、循環系統、淋巴系統

作用：祛痰、收斂、治療外傷、止痙攣、止痛、鎮靜

適應症：支氣管炎、氣喘、花粉熱、呼吸困難、鼻竇炎、咳嗽、肺出血、腺體腫大、耳朵痛、腮腺炎、神經痛、失眠、腹瀉、痢疾

慎用情況：風型能量過多

炮製方法：浸泡（熱泡或冷泡，要過濾完全）、磨粉（250至500毫克）、製成藥油（花朵部分）

毛蕊花能有效退熱並解除肺部和鼻道的充血現象。它可以消除體內累積的水型能量，淨化支氣管和淋巴管，是腮腺炎、耳朵痛和腺體腫大的特效藥。它的花朵具有較強的鎮靜神經和止痛作用。以毛蕊花的花朵做成的藥油是強效的抗發炎止痛劑。此外，它的花朵還可以緩解神經組織的發炎現象並且減輕刺激。

如果夜晚時因為咳嗽和鼻塞而睡不安穩，可以把一盎司的毛蕊花葉子放入一品脫的牛奶中煎煮，在睡覺前喝一杯，便可緩解咳嗽，促進睡眠。

沒藥 *Myrrh*　*Commiphora myrrha; Burseraceae*

（S）Bola

使用部位：樹脂

能量屬性：苦味、澀味、辛味、甜味／熱性／辛味

KV－P＋（過量時）

組織：作用於所有組織

系統：循環系統、生殖系統、神經系統、淋巴系統、呼吸系統

作用：改善體質、通經、收斂、祛痰、止痙攣、回春、止痛、抗菌

適應症：閉經、經痛、更年期、咳嗽、氣喘、支氣管炎、關節炎、風溼、創傷、皮膚潰爛、貧血、膿漏

慎用情況：火型能量過多

炮製方法：浸泡、磨粉（250毫克至1克）、製成藥丸或藥糊

沒藥是史上最知名、歷史最悠久的防腐物質之一，可以逆轉老化的過程，使身心重新恢復活力。它和阿育吠陀醫學中的印度沒藥（阿育吠陀醫學中一種重要的回春藥草）是近親。沒

藥對風型和水型體質的人也有回春作用，但它的作用是針對血液和女性的生殖系統，而印度沒藥則比較針對神經。沒藥有助排出子宮內陳舊、積滯的血液並促進新的組織生長。它能促進瘡口和傷口癒合，也能止痛。此外，由於它的淨化作用可以及於精微體，因此它也有助消除壓抑的情緒。

沒藥除了具有強大的解毒效果之外，也有滋補、興奮和回春的作用。因此，它的功效比金印草和其他苦味解毒藥草（這些藥草如果長期服用，會使身體變得虛弱）更加強大，也更加平衡。但面對急性病症時，它就不像那些藥草那麼有效了。

乳香的特性也和沒藥非常相似，但對肺部和神經系統的作用較強一些。

每天服用三次「00」尺寸的沒藥膠囊，每次兩顆，對風型或水型體質以及女性的生殖系統都有滋補的效果。

肉荳蔻 *Nutmeg*

Myristica fragrans; Myristicaceae

（S）Jatiphala

使用部位：果實（種子）

能量屬性：辛味／熱性／辛味
VK－P＋
組織：血漿、肌肉、骨髓與神經、生殖
系統：消化系統、神經系統、生殖系統
作用：收斂、祛風、鎮靜、鎮定神經、催情、興奮
適應症：吸收不良、腹痛腹脹、腹瀉、痢疾、脹氣、失眠、神經疾患、陽痿
慎用情況：浸泡（不要煮沸）、以牛奶煎煮、磨粉（250至500毫克）

肉荳蔻是最能促進吸收功能（尤其是在小腸的部位）的香料之一。在這方面，它和小荳蔻和薑等香料搭配的效果很好。將它泡在酪奶中服用，可以促進吸收並止瀉。它有助減少大腸和神經系統裡過多的風型能量，也是能讓心靈平靜的最佳藥物之一。將五〇〇毫克的肉荳蔻加入溫牛奶中，在睡前飲用，可以促進睡眠。不過，它屬於惰性食物（有點像罌粟籽），如果服用過量，可能會讓心智變得比較遲鈍。

肉荳蔻對尿失禁或早洩的病人效果很好，也能緩解肌肉（尤其是腹部的肌肉）痙攣。

歐芹 *Parsley*

Petroselinum spp.; Umbelliferae

使用部位：枝葉、根部、種子

能量屬性：辛味、苦味（枝葉）；甜味、苦味（根部）／熱性（輕微）／辛味

KV－P＋（過量時）

組織：血漿、血液、肌肉

系統：泌尿系統、消化系統、女性生殖系統

作用：利尿、溶解結石、通經、緩瀉、祛風、止痙攣

適應症：水腫、腺體腫大、乳房腫脹、閉經、經痛、膽結石、腎結石、腰痛、坐骨神經痛

慎用情況：腎臟或女性生殖系統急性發炎、火型能量過多

炮製方法：浸泡（藥草和種子）、煎煮（根部）、榨汁（藥草）、磨粉（250至500毫克）

歐芹富含礦物質、維他命與鐵質，是很好的草本營養品，也是很好的利尿劑，且具有輕微的溫熱效果，可以用在許多其他大多數利尿劑都不適合使用的風寒症和身體虛弱的病患身

上。它是有效的通經藥，能夠行經、緩解月經前抽筋和頭痛的現象，並消除經前腹部、腿部和胸部的水腫。此外，它也能幫助腎臟和膽囊的結石排出。不過，由於它是熱性的藥草，在腎臟有發炎或不適的現象時應該小心使用。遇到這類情況，可以加入藥蜀葵來調和藥性。對於水型能量過多以及風型能量堵塞的人，歐芹是很好的藥草。

若要強健腎臟和子宮，可以每天服用二茶匙鮮榨的歐芹汁。它的作用與杜松子類似，但較為溫和。

普列薄荷 *Pennyroyal*

Mentha pulegium; Labiatae

使用部位：枝葉

能量屬性：辛味／熱性／辛味

VK－P＋（過量時）

組織：血漿、血液、骨髓與神經

系統：女性生殖系統、循環系統、神經系統、呼吸系統

作用：通經、興奮、祛風、止痙攣、驅蟲、抗蛇毒

適應症：閉經、經痛、歇斯底里、神經緊張、頭痛、感冒、發燒

慎用情況：懷孕、子宮出血
炮製情況：浸泡、磨粉（250至500毫克）、製成藥油

普列薄荷能夠淨化神經與女性生殖系統的通道，因此可以行經並緩解痙攣現象，消除堵塞的風型能量。此外，它還能使子宮暖和並放鬆子宮肌肉。

若因感冒、著涼或受到驚嚇而出現月經遲來的情況，用胡薄荷搭配艾草和薑等藥草，會有很好的療效。只要把四分之一盎司的普列薄荷和一茶匙的薑粉放入一品脫的水中浸泡二十分鐘後，在餐前飲用，就可以行血通經。此外，普列薄荷也是悅性的藥草，可以讓心思清明而且有助轉化女性的性能量。

外用的普列薄荷油具有很好的驅蟲效果，也有抗蛇毒的作用。

石榴 *Pomegranate*

Punica granatum; Lythraceae

（S）Dadima

使用部位：果皮、根皮、果實

能量屬性：澀味、苦味（果皮與根皮）；甜味、酸味（果實）／涼性／甜味

據說較甜的品種會降低三種體質能量，較酸的品種則可能增強火型能量；常見的石榴是屬於較甜的品種，可能會使毒素增加

組織：血漿、血液、肌肉、骨髓與神經

系統：消化系統、循環系統

作用：收斂、滋補、改善體質、止血、驅蟲、清涼解熱、健胃

適應症：寄生蟲感染（蛔蟲、蟯蟲、尤其是絛蟲）、喉嚨痛、潰瘍、大腸炎、腹瀉、痢疾、直腸或陰道脫垂、白帶、結膜炎、貧血、慢性支氣管炎、肺結核

慎用狀況：便祕

炮製方法：煎煮、磨粉（250至500毫克）、新鮮果實榨汁、製成藥糊

石榴樹本身就是一座絕佳的藥房。它的根皮是強效的驅蟲劑。將石榴和少許丁香一起煎煮後服用，再每隔兩、三天用瀉劑通便，即可達到驅蟲的功效（這樣的治療可能要持續十天或十天以上）。石榴果的外皮比較適合用來當成黏膜的收斂劑與消炎劑。新鮮的石榴汁具有較強的滋補功效，尤其是對血液與火型體質的人而言。

果皮磨成的粉可以用來做成沖洗液，供白帶患者使用。藥糊可以用來當成瘡口、潰瘍和痔瘡的敷劑，鮮汁能有效促進消化。石榴的所有部位都有健胃的功效。若加上少量的肉桂和丁香，效果更好。

罌粟籽 *Poppy Seeds*

Papaver spp.; Papaveraceae

（S）Ahiphena，即「蛇毒」之意，因為罌粟籽具有麻醉作用。

使用部位：種子（不具麻醉性）

能量屬性：辛味、澀味、甜味／熱性／甜味

VK－P＋

組織：血漿、血液、肌肉、骨骼、骨髓與神經

系統：神經系統、消化系統、呼吸系統、循環系統

作用：收斂、祛風、止痙攣、鎮靜、止痛
適應症：腹瀉、痢疾、兒童腹瀉、腹痛、吸收不良、咳嗽、失眠、神經痛
慎用狀況：胃炎、大腸炎、火型能量過多
炮製方法：浸泡、磨粉（250毫克至1克）

罌粟籽的特性和和肉荳蔻類似，兩者往往搭配使用。它們是很好的腸道收斂劑，具有祛風和健胃的作用，因此可以強化「阿耆尼」並促進吸收。它們可以有效緩解孩童或風型體質者的神經性消化問題，強化小腸的絨毛。用作香料時，它們可以緩解豆類植物所造成的脹氣。

罌粟籽屬於惰性藥草，會使人想睡覺，如果長期服用，會使心智變鈍，並因而可能使人變得昏沉，但有助減輕因風型能量過多而造成的心理不平衡現象。罌粟籽也有鎮定神經的效果，可以和纈草一起使用。

若有神經性消化不良的現象，可以把四分之一盎司的罌粟籽和各一茶匙的肉荳蔻和薑粉放進一品脫的水中以小火悶煮，在三餐飯後立刻服用。睡覺前飲用一杯可以助眠。

花椒 *Prickly Ash*

Xanthoxylum spp.; Rutaceae

（S）Tumburu

使用部位：種子、樹皮

能量屬性：辛味、苦味／熱性／辛味

VK－P＋

組織：血漿、血液、肌肉

系統：消化系統、循環系統

作用：興奮、祛風、改善體質、抗菌、驅蟲、止痛

適應症：消化不良、感冒、腹痛、慢性風寒、腰痛、慢性關節炎與風溼、皮膚病、寄生蟲感染、酵母菌感染

慎用情況：火型能量過多、急性消化道發炎、懷孕（可能會導致流產）

炮製方法：浸泡、煎煮、製成藥油、磨粉（250至500毫克）、做成膠囊

花椒能夠有效清除毒素。它可以破壞消化道裡累積的毒素（包括寄生蟲在內），也適合用來治療消化道或血液中的念珠菌感染，對有毒素的風型體質和關節炎患者尤其有效。它對血

液具有溫熱、興奮和淨化的作用，能夠增進末梢循環，也可以舒緩腹部的疼痛、絞痛和痙攣。

花椒具有抗風溼的作用，和杜松子與尤加利搭配的效果很好。此外，它也能幫助消化，和乾薑是很好的搭檔。花椒配上苦味藥草（如金印草），可以用來治療伴隨發炎現象的酵母菌感染，搭配沒藥則可以用來治療經久不癒的瘡口與慢性的皮膚病。此外，將花椒泡在芝麻油中製成藥油，可以用來作為按摩油，藉以緩解關節炎的症狀。

洋車前子 *Psyllium*

Plantago psyllium; Plantaginaceae

使用部位：種子、種皮
（S）Snigdhajira

能量屬性：甜味、澀味／涼性／甜味
PV－K 和毒素＋

組織：血漿、血液

系統：排泄系統、消化系統

作用：緩瀉、緩和、軟化、收斂、祛痰

適應症：長期便祕、長期腹瀉和痢疾、大腸炎、黏膜炎、尿道炎、膀胱炎、胃炎、潰瘍

慎用情況：可能會造成消化道充血和食物積滯現象
炮製方法：浸泡、磨粉（500毫克至2克）、製成藥糊

洋車前子可能是效果最好的大便成形劑，且具有潤滑作用（視病情的嚴重程度，可將一茶匙到二分之一盎司的洋車前子用水服食，不要浸泡）。這些種子遇到大腸的黏液便會膨脹，吸收腸內的細菌與毒素，舒緩發炎的黏膜，且具有潤溼作用。不過，洋車前子可能會造成腸絞痛，因此可以用效果較佳的洋車前子殼取代，或以一種芳香藥草（如薑或茴香）來平衡藥效。由於洋車前子屬性沉重，往往會使「阿耆尼」變弱，因此如果要長期使用，最好用一種可以促進消化的藥草來調和。

腹瀉時，可以把洋車前子放入酪奶中服用。如果便祕，就要使用溫牛奶。洋車前子的粉末可以作為皮膚不適時的敷劑，也可以用來舒緩風溼病引起的疼痛。

覆盆子 *Raspberry*

Rubus spp.; Rosaceae

使用部位：葉子

能量屬性：澀味、甜味／涼性／甜味

PK－V＋（過量時）

組織：血液、血漿、肌肉、生殖

系統：循環系統、女性生殖系統、消化系統

作用：收斂、改善體質、滋補、止血、止吐

適應症：腹瀉、痢疾、腸胃型感冒、嘔吐、經痛、月經過多、子宮出血、子宮或肛門脫垂、痔瘡、黏膜發炎、瘡口、外傷

慎用情況：美國覆盆子以能降低流產機率著稱，但其他品種卻可能導致流產；風型能量過多和長期便祕者都必須慎用

炮製方法：浸泡（冷泡或熱泡）、磨粉（250毫克到1克）、製成藥糊

覆盆子是一種有效的抗火型能量藥草，對大腸和女性生殖器官具有強烈的收斂作用和溫和的滋補功效。它可以改善子宮或肛門的脫垂現象，抑制出血，強健下腹部的肌肉，舒緩黏

膜，並減輕發炎現象。它也是安全而溫和的收斂劑，可以用來緩解喉嚨痛、腹瀉（對孩童很好）、噁心、火燒心和潰瘍等症狀。

若要補養子宮，可以將覆盆子和其他更強效的滋補藥草（如天門冬）以一：三的比例混合。要治療與月經相關的病症時，將覆盆子與月季和木槿花搭配，效果會很好。此外，覆盆子具有良好的收斂作用，有子宮發炎、白帶或子宮脫垂現象時，可以搭配少量的沒藥，用來沖洗陰道。

紅花苜蓿 *Red Clover*

Trifolium pratense; Leguminosae

（S）Vana-methika

使用部位：花朵

能量屬性：苦味、甜味／涼性／辛味

PK－V＋

組織：血漿、血液

系統：循環系統、呼吸系統、淋巴系統

作用：改善體質、利尿、祛痰、止痙攣

適應症：咳嗽、支氣管炎、皮疹、各種感染、癌症
慎用情況：很少，可能是風型能量過多、組織缺損
炮製方法：浸泡（熱泡或冷泡）、煎煮、磨粉（250毫克至1克）

紅花苜蓿是一種溫和的血液淨化劑，適合一般人服用，即使長期使用也安全無虞。它的味道可口，具有溫和的強身作用，可以用在需要淨化血液但因身體太過虛弱而不適合使用其他較烈性藥草來改善體質的孩童、老人或其他人身上。但要治療癌症時，必須使用很大的劑量或和其他抗癌藥草搭配才會有效果。

皮膚乾燥脫屑時，可以用紅花苜蓿來洗滌。如果有難以癒合的瘡口，用紅花苜蓿做成的藥糊來溼敷，效果特別好。

但如果是急性或傳染性的病症，則要改用其他能夠改善體質且效果較強的藥草，例如紫錐花或小檗。

大黃 *Rhubarb*

Rheum spp.; Polygonaceae

（S）Amla-vetasa

使用部位：根部

能量屬性：苦味／涼性／辛味

PK－V＋

組織：血漿、血液、脂肪

系統：排泄系統、消化系統

作用：通便、改善體質、止血、退熱、驅蟲

適應症：便祕（尤其是伴隨發燒、潰瘍或感染的便祕）、腹瀉和痢疾（火型體質）、黃疸、肝病、皮膚發炎

慎用情況：懷孕、長期腹瀉、風寒、痔瘡（不適用風型體質）

炮製方法：浸泡、磨粉（1毫克時具有緩瀉作用，3毫克則可通便）

大黃是最佳的通便藥草之一。它的藥效比亞麻籽或三果實強，但比番瀉溫和。它的後消化作用具有收斂性，可以保護大腸的肌肉。對於各種便祕以及因發燒或體內溼熱而引起的腹

瀉都有效。若病人身體較為虛弱或年邁而且大腸很乾燥，在使用大黃時可以搭配甘草和甜味的大便成形劑（如洋車前子或亞麻籽）。不過，由於它很容易造成腸絞痛，因此應該和一種具有祛風作用的藥草（如薑或甜茴香籽）一起使用。以薑為例，其比例應該是四份的大黃配上一份的薑。

大黃可清除體內的火型能量、膽汁、毒素、積滯的食物與血液，還有助減重去脂。但因為它的味道有點噁心，因此最好做成膠囊服用。只要劑量正確，它很少會造成不適，因此用在孩童身上既安全又有效。如果和瀉鹽一起服用，藥效會更強。

月季 *Rose Flowers*

Rosa spp.; Rosaceae

（S）Shatapatri

使用部位：花朵

能量屬性：苦味、辛味、澀味、甜味／涼性／甜味

VPK＝（過量時可能會增加水型能量或毒素）

組織：血漿、血液、骨髓與神經、生殖

系統：循環系統、女性生殖系統、神經系統

作用：改善體質、通經、清涼解熱、鎮靜神經、祛風、緩瀉、收斂

適應症：閉經、經痛、血尿、眼睛發炎、暈眩、頭痛、喉嚨痛、扁桃腺腫大

慎用情況：水型能量過多

炮製方法：浸泡（熱泡或冷泡）、磨粉（250毫克至1克）、做成玫瑰水

月季特別適合用來減少火型能量。它可以解熱、緩和充血現象並舒緩發炎的肌膚。把新鮮的月季花瓣浸漬在蜂蜜或原糖中，可以用來治療喉嚨痛或口瘡。將月季花瓣以溫牛奶送服，對火型體質的人具有溫和的緩瀉效果。

將新鮮的月季花瓣煮沸，讓蒸汽進入另外一個容器裡凝結，便可以做成玫瑰水。這種水可以打開頭腦與心靈，並使眼睛涼爽清新。月季是出了名的愛情之花，也是用來供奉神祇的花朵。心的蓮花就是月季花。

月季搭配天門冬，具有良好的滋補效果，和紅花或木槿搭配則可以調節月經。

番紅花 *Saffron*

Crocus sativus; Iridaceae

（S）Nagakeshara

使用部位：花朵（柱頭）

能量屬性：辛味、苦味、甜味／涼性／甜味

VPK＝

組織：作用於所有組織，尤其是血液

系統：循環系統、消化系統、女性生殖系統、神經系統

作用：改善體質、通經、催情、回春、興奮、祛風、止痙攣

適應症：經痛和月經不規則、絕經、陽痿、不孕、貧血、肝臟腫大、歇斯底里、憂鬱症、神經痛、腰痛、風溼、咳嗽、氣喘、長期腹瀉

慎用情況：懷孕（可能會導致流產）、劑量太高時具有麻醉作用

炮製方法：浸泡、以牛奶煎煮、磨粉（100至250毫克）、取一小撮與其他藥草同服、做成藥油或加入印度酥油中

番紅花可以活化血液、循環和女性生殖系統，效果強大但價格昂貴。它是最好的抗火型能量藥草之一，也可以調節脾臟與肝臟的功能，且被視為最佳的興奮劑與催情藥（主要是對女人而言）。它本身雖非補藥，但只要少量即可催化其他藥草的滋補作用，並促進生殖器官以及全身組織的生長。將它加入牛奶或其他滋補藥草（例如天門冬或白芷），可以幫助那些藥草發揮功效。它也可以用來當成香料，讓食物更能被深層的組織吸收。番紅花是屬於悅性藥草，能夠讓人更有愛人、奉獻與慈悲的能量去修習奉愛瑜伽。

「紅花」（safflower）有時會被誤稱為「番紅花」（saffron）。它可以作為番紅花的替代品，而且價格便宜許多，但使用時劑量不能太高。

鼠尾草 *Sage*

Salvia officinalis; Labiatae

使用部位：枝葉

能量屬性：辛味、苦味、澀味／熱性（輕微）／辛味

KV－P＋（過量時）

組織：血漿、血液、神經

系統：呼吸系統、消化系統、神經系統、循環系統

作用：發汗、祛痰、鎮靜神經、收斂、改善體質、利尿、祛風、止痙攣

適應症：感冒、流感、喉嚨痛、喉頭炎、淋巴腺腫大、夜間盜汗、夢遺、掉髮、神經障礙

慎用情況：風型能量過多（過度乾燥）、授乳婦女

炮製方法：浸泡（熱泡或冷泡）、磨粉（250至500毫克）

鼠尾草能夠有效減少體內腺體的過度分泌，也可以抑制出汗，是夜間盜汗的特效藥。它還能使鼻子和肺部內過量的黏液變乾，並且讓唾液不致過度分泌。此外，它可以抑制奶水的分泌以及精液的排放，也能使瘡口和潰瘍變乾，使其不再出血。由此可見，它的主要作用是減少過多的水型能量。將它加熱後服用，有發汗和祛痰的功效，適用於水型和風型體質。將它冷卻後服用，則有收斂和利尿的作用，對火型體質較為有益。

用鼠尾草搭配雷公根或旱蓮草，可以強化大腦與神經系統並促進毛髮生長。此外，鼠尾草還有一種特殊的功效：可以清理心中堵塞的情緒，使人心情平靜、頭腦清醒。同時，它還能幫助人消除多餘的欲望與激情，可以使人心情平靜。

喉嚨痛時，可以用鼠尾草做成漱口藥水。瘡口流血時，它也是很好的沖洗劑。

檀香 *Sandalwood*

Santalum album; Santalaceae

（S）Chandana

使用部位：木頭和揮發油

能量屬性：苦味、甜味、澀味／涼性／甜味

PV－K或毒素＋（過量時）

組織：血漿、血液、肌肉、骨髓與神經、生殖

系統：循環系統、神經系統、消化系統

作用：改善體質、止血、抗菌、抗細菌、祛風、鎮靜、清涼解熱

適應症：眼疾、膀胱炎、尿道炎、陰道炎、急性皮膚炎、帶狀皰疹、支氣管炎、心悸、淋病、中暑

慎用情況：水型能量過多、嚴重的肺充血

炮製方法：浸泡（熱泡或冷泡）、煎煮、磨粉（250毫克至1克）、做成藥油

檀香的作用範圍遍及整個循環、消化、呼吸和神經系統，因此它能讓身心清涼平靜。它可以退燒、解渴、消除灼熱感並且止汗。在第三眼處塗抹幾滴檀香油可以退熱解渴，對發燒或曝晒過度的人有益。

檀香能幫助人的智慧覺醒。它的「特殊功效」是幫助人們打開第三眼，使人更加虔誠並有助冥想。它同時也有助轉化性能量。

檀香可以退燒，因此很適合加入各種藥方。它對幾乎所有發炎性的疾病都有助益，也能淨化血液。大多數的感染性瘡口或潰瘍都可以用檀香油或檀香糊來治療。總之，檀香是很好的抗火型能量藥草。

把四盎司的檀香粉浸泡在一品脫的冷水中過夜，再倒入一品脫的椰子油中以小火悶煮（不要煮沸）到所有的水分都蒸發後，就可以做成很濃郁的檀香油。

菝葜 *Sarsaparilla*

Smilax spp.; Liliaceae

（S）Dwipautra

使用部位：地下莖

能量屬性：苦味、甜味／涼性（輕微）／甜味
PV－；不會增加

組織：血漿、血液、骨髓與神經、生殖

系統：循環系統、泌尿系統、生殖系統、神經系統

作用：改善體質、利尿、發汗、止痙攣、抗梅毒、治風溼

適應症：性病、皰疹、皮膚病、關節炎、風溼、痛風、癲癇、精神錯亂、慢性神經疾患、腹脹、腸氣、身體虛弱、陽痿、尿濁

炮製方法：煎煮、磨粉（250毫克至1克）、製成藥糊、以牛奶煎煮

菝葜可以淨化泌尿生殖管，消除所有的感染和發炎現象。在淨化血液的同時，它也可以強化「阿耆尼」，並有助排出腸內累積的風型能量。它對神經系統也有淨化作用，能夠清除心靈中的負面情緒，因此它可以用來治療許多神經疾患。此外，菝葜還具有發汗及淨化血液的作用，可以用來緩解風溼病所導致的發炎現象。

以菝葜搭配龍膽，可以治療皰疹與性病。它還可以刺激生殖荷爾蒙的分泌，並滋補性器官。以菝葜搭配牛蒡根，有助淨化血液。此外，菝葜也可以用來沖洗生殖器的瘡口或皰疹，或者用來熱敷因關節炎而疼痛的關節。

番瀉 *Senna*

Cassia acutifolia; Leguminosae

（S）Rajavriksha（樹之王）

使用部位：葉子、莢果（藥性較溫和）

能量屬性：苦味／涼性／辛味

PK−V＋

組織：血漿、血液、脂肪

系統：排泄系統、消化系統、循環系統

作用：通便、驅蟲、退熱、改善體質

適應症：便祕、發炎性皮膚疾患、高血壓、肥胖

慎用情況：痔瘡、發炎性消化道疾患、腹瀉、懷孕

炮製方法：浸泡（熱泡或冷泡）、磨粉（1至2毫克）作為通便劑

番瀉是強效的通便劑，應該謹慎使用，劑量也要適當。它會刺激腸道黏膜，可能會造成腸胃絞痛、疼痛、噁心、拉稀便或腹瀉等現象。給藥時如果加上劑量的四分之一的健胃藥草（如薑或甜茴香籽）就能避免這種情況。

番瀉主要是用來治療嚴重的便祕或發燒後的便祕，也能清除小腸裡的火型能量，但因為它具有刺激性，因此在消化道有發炎現象時不可使用。除非找不到大黃或者大黃沒有產生預期的效果，否則這時通常比較適合使用副作用較少的大黃。

反覆使用強效的通便劑——即使是草本的通便劑——可能會使得便祕更加嚴重，並使大腸變得鬆軟無力。面對長期性的便祕，採用溼潤療法和具有緩瀉作用的油脂，效果會比較好。

芝麻 *Sesame Seeds*

Sesamum indicum; Pedaliaceae

（S）Tila

使用部位：種子

能量屬性：甜味／熱性／甜味

V－PK 或毒素＋（過量時）

組織：作用於所有組織，尤其是骨骼

系統：呼吸系統、消化系統、排泄系統、女性生殖系統

作用：滋補、回春、緩和、軟化、緩瀉

適應症：久咳不癒、肺部衰弱、長期便祕、痔瘡、痢疾、閉經、經痛、牙齦萎縮、蛀牙、掉髮、骨骼脆弱、骨質疏鬆、身體消瘦、病後調養

慎用情況：肥胖、火型能量過多

炮製方法：煎煮、磨粉（500毫克至2克）、磨成糊、做成藥油

芝麻對風型體質和骨骼、牙齒都有滋補回春的作用。黑芝麻含有較多的太陽能量，因此效果最好。把一份芝麻和半份天門冬混合，再以薑和原糖調味，就是一道芝麻甜點，每天可以吃上一盎司。

芝麻油的用法和芝麻籽一樣。它的特性和橄欖油相似。把等量的萊姆水和芝麻油混合，可以用來塗抹燙傷、癤子和潰瘍處。有偏頭痛或暈眩的症狀時，可以把少量的樟腦、小荳蔻和肉桂加入芝麻油中，用來塗抹頭部。芝麻粉也可以做成糊狀，用來外敷。

芝麻是悅性食物，會在體內製造悅性的組織，因此很適合修習瑜伽的人食用，每天可以吃上一盎司。

黃芩 *Skullcap* *Scutellaria spp.; Labiatae*

使用部位：枝葉

能量屬性：苦味／涼性／辛味

PK－V＋（過量時）

組織：血漿、肌肉、骨髓與神經

系統：神經系統、循環系統

作用：鎮定神經、止痙攣、鎮靜、改善體質

適應症：失眠、驚厥、震顫、肌肉痙攣、神經痛、癲癇、精神官能症、神經性頭痛、高血壓、尿失禁、漏精、頭痛、關節炎

慎用情況：風型能量過多、風型能量不足、嚴重的神經缺損

炮製方法：浸泡（熱泡或冷泡）、磨粉（250毫克至1克）

黃芩具有良好的鎮靜效果，其特有成分能夠去除過多的火型能量，有助減少憤怒、嫉妒和仇恨等激烈的情緒，也能讓人心情平靜、沒有過多的欲望。它屬於悅性藥草，能夠提高覺

察力，使人清明而超脫。同時，它也能使人比較不容易激動，並且能重新控制自身混亂的感覺與失衡的肢體功能。

將各一茶匙的黃芩與雷公根以一杯的熱水浸泡後飲用，可以提升覺察與感知能力。若以一：四的比例和南非醉茄混和，可以滋補神經。搭配龍膽等苦味藥草則可以減少火型能量。

滑榆皮 *Slippery Elm*

Ulmus fulva; Urticaceae

使用部位：內皮

能量屬性：甜味／涼性／甜味
VP－K和毒素＋

組織：主要是血漿

系統：呼吸系統、消化系統

作用：營養滋補、緩和、祛痰、軟化、溫和的收斂

適應症：身體虛弱、病後調理、潰瘍、胃酸過多、皮疹、燒燙傷、肺出血、肺虛

慎用情況：嚴重的肺充血、水腫、水型能量過多、毒素過多

炮製方法：煎煮、磨粉（500毫克至2克）、煮成稀粥、製成藥糊、以牛奶煎煮

對於組織缺損的病人而言，**滑榆皮**是極營養、滋補的草本食物。它有助恢復體內的血漿元素、修補黏膜（尤其是肺部與胃部的黏膜），因此很適合罹患慢性肺病、肺部組織脫水、肺部乾燥的人服用。此外，它還能舒緩發生潰瘍的黏膜與皮膚，並幫助它們癒合。

但滑榆皮屬性沉重，可能難以消化，也可能會導致充血，因此最好能和少量的香料（如肉桂、丁香或薑）一起服用，或以蜂蜜調味。將它放在牛奶裡煎煮，或和紫草根和少量的甘草一起服用，可以滋補身體。和少量的苦味健胃藥草（如龍膽）一起服用，可以緩解胃潰瘍和胃酸過多的現象。將滑榆皮搗成糊，可以用來舒緩燒燙傷的傷口、減輕發炎現象並使受損的組織癒合。

玉竹 *Solomon's Seal*

Polygonatum spp.; Liliaceae

（S）Meda、Mahmeda

使用部位：地下莖

能量屬性：甜味／涼性／甜味

VPK＝或毒素＋（過量時）

組織：作用於所有組織、尤其是血液、骨骼和生殖組織

系統：生殖系統、呼吸系統、消化系統
作用：滋補、回春、催情、緩和、祛痰、止血
適應症：身體虛弱、不孕、陽痿、慢性出血性疾病、糖尿病、肺癆、乾咳、脫水、營養不良、灼熱感、骨折、黏膜發炎
慎用情況：嚴重的充血、毒素過多
炮製方法：煎煮、以牛奶煎煮、磨粉（250毫克至1克）、製成藥糊

黃精屬的植物當中，有好幾種都是全球各地普遍使用的藥草，主要是因為它們具有緩和與滋養的作用。**玉竹**有歐洲和美國的品種，也有印度和中國的品種。它們的藥效相似，都是百合科眾多滋補回春藥草（包括洋蔥和百合花本身）之一。阿育吠陀醫學中有八種植物（其中大多數是*百合科）的根（ashtavarga）都以能夠增強生殖力、促進精子生成、增加奶水、治療慢性消耗性疾病（如肺結核和血虛）而聞名。

玉竹就像滑榆皮和聚合草根一樣，具有緩和及滋養作用，因此用途也相似。但它的回春和催情功效更好。用來內服時，它能幫助骨折處癒合，並滋補火型與風型體質以及精液和生殖組織。

把三克玉竹粉、一茶匙印度酥油和溫牛奶混合，每天服用兩次，可以滋補身體。

*黃精屬原被劃為百合科，後併入天門冬科。

薑黃 *Turmeric* *Curcuma longa; Zingiberaceae*

（S）Haridra

使用部位：地下莖

能量屬性：苦味、澀味、辛味／熱性／辛味

PK－V＋（過量時）

組織：作用於體內的所有組織

系統：消化系統、循環系統、呼吸系統

作用：興奮、祛風、改善體質、治療外傷、抗細菌

適應症：消化不良、循環不良、咳嗽、閉經、咽頭炎、皮膚病、糖尿病、關節炎、貧血、創傷、擦傷

慎用情況：急性黃疸和肝炎、火型能量過多、懷孕

炮製方法：浸泡、煎煮、以牛奶煎煮、磨粉（250毫克至1克）

薑黃是絕佳的天然抗生素，也能促進消化並改善腸道內的菌叢，因此它對那些長期身體虛弱或生病的人而言是很好的抗細菌劑。它不僅能夠淨化血液，還能溫暖血液並刺激新的血液組織形成。

薑黃能夠予人「神母」(the Divine Mother)的能量，帶來興旺與繁榮，也能有效清理脈輪，淨化「精微體」的氣脈。此外，它還有助拉伸韌帶，因此對修習哈達瑜伽的人頗有助益。

薑黃能使體內的新陳代謝恢復正常，不致太過或不及。它也能幫助身體消化蛋白質。

薑黃加上蜂蜜，可以用來塗敷扭傷、拉傷、擦傷或搔癢之處。以牛奶煎煮薑黃後用來內服，可以滋補肌膚。

纈草 *Valerian*

Valeriana spp.; Valerianaceae

(S) Tagara

使用部位：地下莖

能量屬性：苦味、辛味、甜味、澀味／熱性／辛味

VK－P＋（過量時）

組織：血漿、肌肉、骨髓與神經

系統：神經系統、消化系統、呼吸系統

作用：鎮定神經、止痙攣、鎮靜、袪風

適應症：失眠、歇斯底里、精神錯亂、神經痛、驚厥、癲癇、暈眩、神經性咳嗽、經痛、心悸、偏頭痛、慢性皮膚病、胃腸脹氣、腹絞痛

慎用情況：劑量太大會導致癱瘓（過度壓縮風型能量）

纈草是治療風型體質易患的神經疾病最好的藥草之一。它能消除大腸、血液、關節和神經裡的毒素，掃除神經通道裡累積的風型能量。同時，由於它含有大量的土元素，能幫助人和大地連結，並治療暈眩、昏倒和歇斯底里症。此外，它還能抑制肌肉痙攣、緩解經痛，並有效抑制消化道內的發酵，還能舒緩女性的生殖系統。不過，由於它是惰性的藥草，如果使用過量，可能會使心智變鈍。

以菖蒲搭配纈草，可以平衡它的沉重屬性。取一、二匙的纈草粉以溫水送服可以助眠。

野櫻桃樹皮 *Wild Cherry Bark*

Prunus spp.; Rosaceae

（S）Padmaka

使用部位：內皮

能量屬性：苦味、澀味／涼性／甜味

PK－V＋（過量時）

組織：血漿、血液、肌肉、骨髓與神經

系統：呼吸系統、神經系統、循環系統、消化系統

作用：祛痰、止痙攣、改善體質、收斂

適應症：咳嗽、百日咳、支氣管痙攣、心悸、皮膚問題、眼睛發炎

慎用情況：風型能量過多

炮製方法：煎煮、磨粉（250至500毫克）、做成咳嗽糖漿

野櫻桃、杏仁和苦扁桃的各個品種都是有效的祛痰鎮咳藥，主要是因為它們含有氫氰酸（量大時有毒）。它們能淨化肺部與淋巴，解除其充血現象。其中屬於涼性的藥草（例如野櫻桃

樹皮）還能淨化血液。不過杏仁和苦扁桃是種子，含有油質，因此是熱性的，並具有緩和、軟化和緩瀉的效果。它們可以減輕因感冒而引起的咳嗽，但對長期性的咳嗽效果不大。杏仁因具有淨化和祛痰作用，已經被用在抗癌療法中。

蓍草 *Yarrow*

Achillea millefolium; Compositae

（S）Gandana

使用部位：葉子與頭狀花序

能量屬性：苦味、澀味、辛味／涼性／辛味

PK－V＋（過量時）

組織：血漿、血液、肌肉

系統：循環系統、呼吸系統、消化系統

作用：發汗、收斂、止血、治療外傷、止痙攣

適應症：感冒、發燒、胃炎、腸炎、痲疹、月經過多、流鼻血、胃潰瘍、膿瘡、咳血

慎用情況：風型能量過多

炮製方法：浸泡（熱泡或冷泡）、磨粉（250至500毫克）做成藥糊

蓍草是很好的涼性發汗、退熱藥，還有收斂和止痙攣的作用，能有效緩解感冒、流感和傳染性疾病，尤其是那些伴隨著高燒和嚴重發炎現象的病症。它可以止住體內外的出血，改善經血過多的現象並緩解經痛。因此，它很適合火型體質，而且用途廣泛，不過它的作用溫和，而且以治療比較表淺的病症為主。蓍草能清除消化道過多的火型能量、膽汁和發炎現象，因此有助強化黏膜。它還有一些平靜和鎮定神經的作用，能夠讓人心思清明、感知敏銳。用來發汗時，蓍草適合與胡椒薄荷搭配。用來收斂和鎮定神經時則適合與鼠尾草搭配；與洋甘菊（蓍草的親戚）同服，則可健胃。

蓍草的汁或煎煮液可以用來清洗傷口和瘡口，這主要是因為它有止血和消炎的效果。

皺葉酸模 *Yellow Dock*

Rumex crispus; Polygonaceae

（S）Amla vetasa

使用部位：根部

能量屬性：苦味、澀味／涼性／辛味

PK－V＋

組織：血漿、血液
系統：循環系統、泌尿系統、淋巴系統
作用：改善體質、收斂、緩瀉、退熱
適應症：血液中毒、皮疹、腺體腫大、腺瘤、性病、痔瘡、胃酸過多
慎用情況：身體消瘦、風型能量過多
炮製方法：煎煮、磨粉（250至500毫克）

皺葉酸模是很好的血液與淋巴淨化劑，對於大多數循環系統中毒的情況都有療效。它能減少過多的火型能量，清熱解毒、消除感染，因此可以減輕疼痛與發炎現象。皺葉酸模含有大量的鐵質，有助造血，但主要是用來治療火型體質的貧血（因血液被膽汁稀釋而導致的貧血）。在治療伴有寒顫和血液乾燥現象的風型貧血時，如果使用皺葉酸模，只會讓病人的身體更加虛弱。此外，皺葉酸模也能淨化大腦並促進大腦的循環。

皺葉酸模和大黃是親戚。後者的作用和它相同，但通便的效果較強。兩者搭配，再加上其他藥草，就能有效通便並從根清除累積的火型能量。

B·特殊的東方藥草

印度藏茴香 *Ajwan* 或 *Wild Celery Seeds*

Apium graveolens; Umbelliferae

（S）Ajamoda

使用部位：種子

能量屬性：辛味／熱性／辛味

KV－P＋

組織：血漿、骨髓與神經

系統：消化系統、呼吸系統、神經系統

作用：興奮、發汗、祛痰、祛風、止痙攣、利尿、溶解結石

適應症：感冒、流感、喉頭炎、支氣管炎、氣喘、咳嗽、腹絞痛、消化不良、水腫、關節炎

慎用情況：胃酸過多、火型能量過多

炮製方法：浸泡、磨粉（250至500毫克）

印度藏茴香即野芹菜籽，是消化、呼吸和神經系統的強效興奮劑。有風型能量過多、胃口不佳、腸子脹氣或鼻塞等症狀的人可以每天在三餐之前服用一到三克的印度藏茴香粉末。此外，印度藏茴香也可以促進腎臟功能，增強神經能量。其用途和西方藥草中的野胡蘿蔔籽類似。它能有效解除呼吸道和消化道的充血現象，清除深層的毒素，恢復因為遭到堵塞而停滯的代謝功能，還能緩解腸痙攣，讓掌管消化的「平行氣」（samana）和掌管語言、努力和熱情的「上行氣」（udana）更加活躍。因此，它能讓人更有抱負，並且讓心靈得以向上提升。

圖9

脈輪

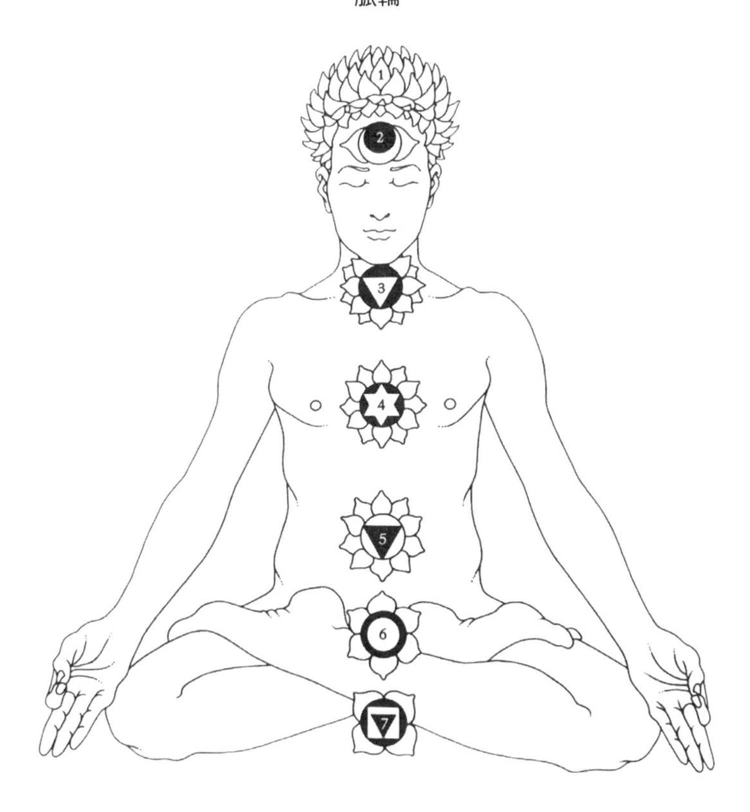

1. 頂輪	2. 第三眼輪	3. 喉輪
菖蒲	羅勒	印度藏茴香
雷公根	土木香	蠟楊梅
肉荳蔻	檀香	丁香
纈草	黃芩	甘草

4. 心輪	5. 臍輪	6. 性輪	7. 根輪
小荳蔻	黑胡椒	芫荽	南非醉茄
蓮子	卡宴辣椒	蒺藜	訶子
月季	孜然	藥蜀葵	蓮藕
番紅花	金印草	熊果葉	天門冬

印度醋栗 *Emblic Myrobalan*

Emblica officinalis; Euphorbiaceae

（S）Amalaki 或 Dhatri，即「護士」之意，因為它的療癒作用就像是護士或母親一般。

使用部位：果實

能量屬性：除了鹹味之外，各味兼具，尤其是酸味／熱性／甜味

PV－K 和毒素＋（過量時）

組織：作用於所有組織，而且會增加活力素

系統：循環系統、消化系統、排泄系統

作用：滋補、回春、催情、緩瀉、清涼解熱、健胃、收斂、止血

適應症：出血性疾病、痔瘡、貧血、糖尿病、痛風、暈眩、胃炎、大腸炎、肝炎、骨質疏鬆、便祕、膽汁病、肝臟或脾臟虛弱、頭髮早白或掉髮、發燒後的調理、一般性的身體虛弱和組織缺損、精神疾病、心悸

慎用情況：急性腹瀉、痢疾

炮製方法：煎煮、磨粉（250毫克至1克）、做成糕點

印度醋栗又稱「餘甘子」或「油甘子」，是阿育吠陀醫學中最強效的回春藥草之一，對火型體質、血液、骨骼、肝臟和心臟特別有效。它能重建並維持新的組織，並增加紅血球的數量，還能清潔口腔、強化牙齒、滋養骨骼並促使頭髮和指甲生長。此外，它還能改善視力、解決牙齦出血問題，減輕胃部和大腸的發炎現象。它的每顆果實含有高達三千毫克的天然維他命C，是植物界之冠，可以增進食慾、清理腸道並調節血糖。

它是「卡凡普拉西」(chyavanprash，一種草本糕點或果醬，是阿育吠陀醫學中主要的萬用補品）的主要成分，屬

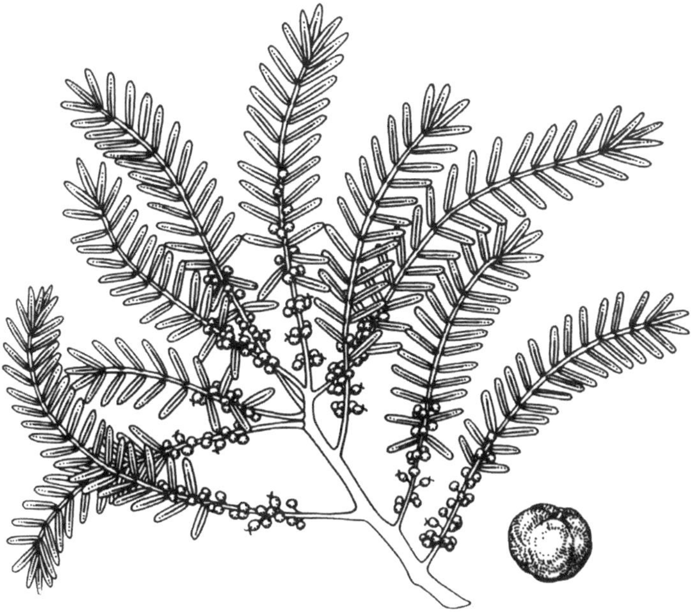

圖10

印度醋栗

於悅性藥草，能夠帶來好運、愛情與長壽。事實上，印度醋栗本身就是一種很長壽的樹木。

把五克印度醋栗粉摻入一杯溫水中，每天喝兩次，可以滋補全身。將它做成藥糊，塗在額頭上，可以緩解精神疾病。

當歸 *Angelica*

Angelica* spp.; *Umbelliferae

（S）Choraka

使用部位：根部

能量屬性：辛味、甜味／熱性／甜味

VPK＝P＋（過量時）

組織：血漿、血液、肌肉、骨髓與神經、生殖

系統：循環系統、女性生殖系統、呼吸系統、消化系統

作用：滋補、通經、回春、發汗、止痙攣、止痛

適應症：閉經、月經困難、經痛、經前症候群、貧血、頭痛、感冒、流感、關節炎、風溼痛

慎用情況：高血壓、因火型能量過多而引發的病症、懷孕時要小心使用

炮製方法：煎煮、以牛奶煎煮、磨粉（250毫克至1克）、製成藥糊

有幾個品種的**當歸**在全球各地都被當成藥材使用。它們全都有發汗和治風溼的作用。有些當歸對血液和女性生殖系統也有滋補作用。中國的當歸和印度的印度白芷（*Angelica glauca*）是強效的補藥，歐洲當歸的藥效則較弱。

當歸是婦女最好的補藥之一。它可以滋養子宮，使它能發揮正常的功能。它可能是調節月經週期最好的藥草。如果要滋補身體，它和天門冬搭配的效果最好。若要通經，則適合搭配紅花或番紅花。

在當歸中加入少量的沒藥，能夠強化滋補和抗關節炎的效果。當歸還能促進循環，也可以塗抹在創傷、潰瘍和搔癢處，或用來滋養、美化肌膚。它對婦女來說是很好的回春藥草，對於風型體質的人尤其有效。

若要滋補子宮，可以把一盎司的當歸和少許生薑放入三杯水中，以小火悶煮三十分鐘，一個星期服用一次。

阿魏 *Asafoetida*

Ferula asafoetida; Umbelliferae

（S）Hingu

使用部位：樹脂（樹根分泌物）

能量屬性：辛味／熱性／辛味

VK－P＋

組織：血漿、血液、肌肉、骨骼、骨髓與神經

系統：消化系統、神經系統、呼吸系統、排泄系統、循環系統

作用：興奮、袪風、止痙攣、止痛、驅蟲、催情、抗菌

適應症：消化不良、胃腸脹氣、腹脹、腸絞痛、便祕、關節炎、風溼、百日咳、驚厥、癲癇、歇斯底里、心悸、氣喘、痲痹、寄生蟲病

慎用情況：高燒、胃酸過多、疹子、蕁麻疹、懷孕

炮製方法：主要是磨粉（低劑量，100至250毫克）、製成藥糊

阿魏是強效的消化劑，可以清除消化道中積滯的食物。它能有效分解因食用過多的肉類與垃圾食物而累積在腸道中的堅硬糞便，並殺死寄生蟲，尤其是蛔蟲和蟯蟲。阿魏能清理腸

道內的菌叢並增強「阿耆尼」，也能消除腸氣，減輕痙攣與疼痛，並清除過多的風型能量。它的作用和薑類似，但效果更強，氣味也更加難聞。你可能需要把它放在一個密閉的罐子裡，否則它那帶有硫磺氣息的臭味將會瀰漫整個廚房。

阿魏做成的藥糊可以用來當成肚子痛、關節炎痛以及關節痛時的敷劑。用它來當香料，可以使食物較易消化，並減少脹氣，尤其在烹煮扁豆和豆類食物時。

阿魏就像大蒜一樣，屬於惰性食物，能夠使人更接地氣，但也會使心智變鈍。它和薑、小荳蔻和岩鹽等香料一起使用時，可以促進消化。它或許是最能刺激「阿耆尼」並使「平行氣」得以流動的藥草。就像黑胡椒或卡宴辣椒一樣，它應該是家家戶戶廚房必備的食材。

南非醉茄 *Ashwagandha* 或 *Winter Cherry*

Withania somnifera; Solanaceae

（S）Ashwagandha，意即「有馬的氣味」，因為它會帶來如馬一般的活力和性能量。

使用部位：根部

能量屬性：苦味、澀味、甜味／熱性／甜味

VK－P和毒素＋（過量時）

組織：肌肉、脂肪、骨骼、骨髓與神經、生殖

系統：生殖系統、神經系統、呼吸系統

作用：滋補、回春、催情、鎮定神經、鎮靜、收斂

適應症：一般性的身體虛弱、性功能低下、神經衰弱、病後調養、老年疾病、孩童消瘦、喪失記憶、肌肉無力、遺精、過勞、組織缺損、失眠、痲痹、多發性硬化症、視力不良、風溼、皮膚疾患、咳嗽、呼吸困難、貧血、疲勞、不孕、腺體腫大

慎用情況：毒素過多、嚴重充血

炮製方法：煎煮、以牛奶煎煮、磨粉（250毫克至1克）、製成藥糊、加入印度酥油、做成藥油

南非醉茄在阿育吠陀藥草裡的地位就像中藥裡的人參，但價錢遠比後者便宜。它是最佳的回春藥草，尤其是對肌肉、骨髓、精液和風型體質而言。凡是身體虛弱、組織缺損的孩童，或因久病而衰弱、工作過勞、睡眠不足或神經衰弱者都可以用它來恢復體力。

如果有以上這些症狀，可以將南非醉茄放入牛奶中熬煮，也可以加入原糖、蜂蜜、蓽拔和印度香米。這樣煮出來的南非醉茄可以延緩老化並催化身體的合成代謝過程。由於南非醉

茄屬於悅性藥草，因此它可以滋養並淨化心靈，是對心靈最有益的藥草之一。同時，它還可以使人感到平靜並且較能進入深沉、無夢的睡眠。

對身體虛弱的孕婦而言，南非醉茄是很好的食物，具有穩定胎兒的功效。此外，它也能恢復荷爾蒙系統的活力，幫助組織癒合，因此可以用作創傷、瘡口的敷劑。可以把五克的南非醉茄粉加入溫牛奶或水中，用原糖增添甜味，每天喝兩次。

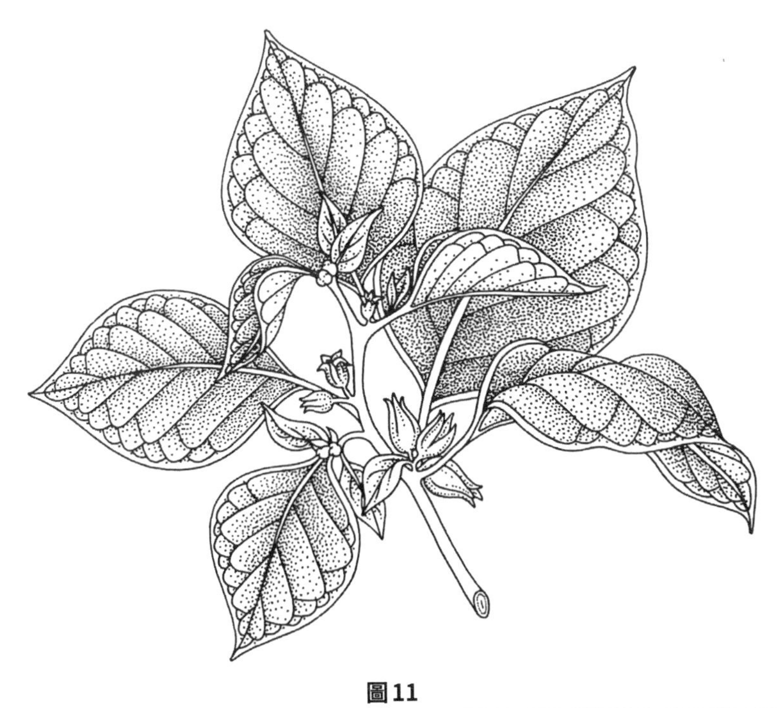

圖11

南非醉茄

心葉黃花稔 *Bala* 或 *Indian Country Mallow*

Sida cordifolia; Malvaceae

（S）Bala，意即「賦予力量之物」，因為它具有強大的滋補作用。

使用部位：主要是根部

能量屬性：甜味／涼性／甜味

VPK＝K＋和毒素＋（過量時）

組織：作用於所有組織，尤其是骨髓或神經組織

系統：循環系統、神經系統、泌尿系統、生殖系統

作用：滋補、回春、催情、緩和、利尿、興奮、鎮定神經、止痛、治療外傷

適應症：心臟疾病、面部癱瘓、坐骨神經痛、精神錯亂、神經痛、風溼、氣喘、身體消瘦、疲勞、性功能低下、膀胱炎、痢疾、白帶、慢性發燒、病後調養

慎用情況：因毒素或水型能量過多而引起的充血性疾病

炮製方法：熬煮、以牛奶熬煮、磨粉（250毫克至1克）、製成藥糊、做成藥油

在阿育吠陀醫學中，有好幾種錦葵科的植物（如藥蜀葵）都被用來作為補藥、緩和劑與回春藥，其中包括心葉黃花稔、金午時花（又稱白背黃花稔）、冬葵子、棉花根。雖然它們的作

用相似，但心葉黃花稔補心的效果較好，冬葵子利尿的功效較佳，而棉花根則是熱性的，具有更強的通經作用。

心葉黃花稔對於各種風型疾病都有滋補和回春的效果。它能滋養神經、舒緩關節炎所造成的疼痛，對於心臟也有恢復活力、滋養和興奮的作用。針對深層的間歇性發燒，可以用心葉黃花稔搭配薑或黑胡椒來緩解。此外，它也可以緩解神經組織的發炎。

將心葉黃花稔做成藥油，可以用來緩解神經疼痛和麻木的現象。由於它有軟化作用，因此可以解決肌肉抽筋的問題。把心葉黃花稔放入牛奶中熬煮再加上糖，就是很好的營養品與催情劑。它能幫助慢性感染症患者的組織癒合。

旱蓮草 *Bhringaraj*

Eclipta alba, etc.; Compositae

（S）Bhringaraja 或 Kesharaja，意即「頭髮的王者」，因為它能促進頭髮的生長。

使用部位：枝葉

能量屬性：苦味、辛味／熱性／辛味

VK－P＋（過量時）

組織：血漿、血液、骨骼、骨髓、生殖
系統：循環系統、神經系統、消化系統
作用：滋補、回春、改善體質、止血、退熱、鎮定神經、緩瀉、治療外傷
適應症：頭髮早白、掉髮、禿頭、牙齒鬆動或掉落、肝臟或脾臟腫大、肝硬化、慢性肝炎、出血、痢疾、貧血、皮膚病、失眠、心理疾病
慎用情況：嚴重的風寒
炮製方法：浸泡（熱泡或冷泡）、煎煮、磨粉（250毫克至1克）、做成藥油、加入印度酥油

旱蓮草可以預防衰老，維持骨骼、牙齒、頭髮的健康並增進視力、聽力與記憶力。它是肝臟的回春藥，更是治療肝硬化的絕佳藥物，也是阿育吠陀療法中對頭髮效果最好的藥草。旱蓮草油以能讓頭髮烏黑有光澤、去除白髮、搶救禿頭而聞名。同時，它還能讓過度活躍的心靈平靜下來，使人較容易進入熟睡狀態。

它在許多方面的作用都類似雷公根，且兼具苦味補藥（如蒲公英）以及回春補藥的作用，可以用來取代蒲公英。

外用時，它有助吸出體內的毒素並減輕發炎與腺體腫大的現象，也是心靈的良好補藥。此外，它還能使人的氣色更好。旱蓮草是野生植物，在美國西南部一帶可以看到。

毗黎勒 *Beleric Myrobalan*

Terminalia belerica; Combretaceae

（S）Bibhitaki

使用部位：果實

能量屬性：澀味／熱性／甜味

KP－V＋（過量時）

組織：血漿、肌肉、骨骼

系統：呼吸系統、消化系統、排泄系統、神經系統

作用：收斂、滋補、回春、祛痰、緩瀉、驅蟲、抗菌、溶解結石

適應症：咳嗽、喉嚨痛、喉頭炎、支氣管炎、黏膜炎、結石、長期腹瀉、痢疾、寄生蟲、眼疾

慎用情況：風型能量過多

炮製方法：浸泡、煎煮、磨粉（250毫克至1克）、製成藥糊

毗黎勒是印度廣泛使用的訶子樹當中的一個品種，是效果強大的回春藥。它能滋補水型體質、肺部，改善聲音與視力，並促進毛髮生長。它具有強烈的緩瀉和收斂作用，能夠淨化並強健腸道，還能有效溶解各種結石以及累積在消化道、泌尿道和呼吸道中的水型能量，將它們（包括寄生蟲在內）融化並且排出。此外，它還能收斂並強健胃部，增進食慾。它雖然是熱性藥草，但並不會增加火型能量。

有喉嚨痛、聲音嘶啞的現象時，可以服用加了蜂蜜的毗黎勒粉。也可以用它來漱口。毗黎勒被用作敷劑時，可以抗菌。它往往是「三果實」複方中的一個成分（請參見「訶子」一節）。

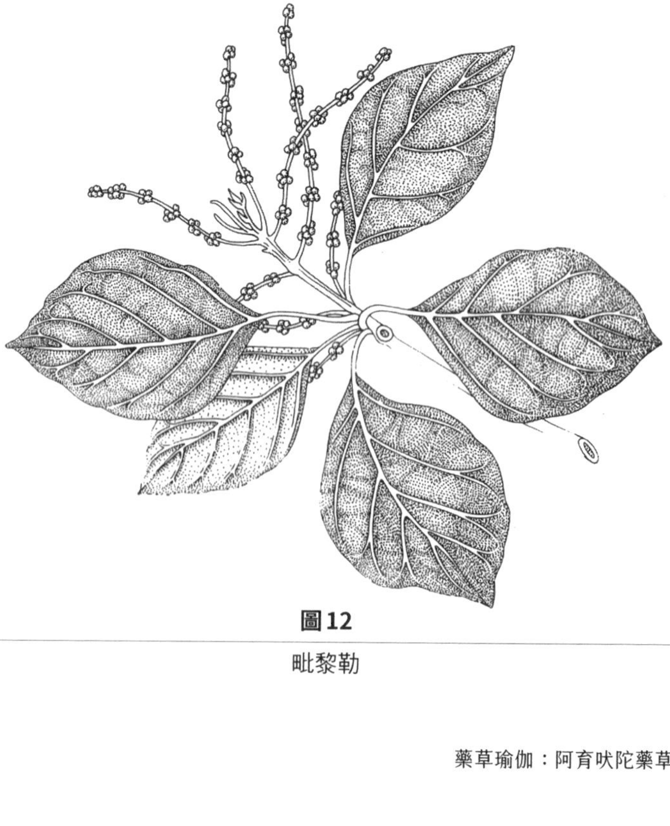

圖12

毗黎勒

菊花 *Chrysanthemum*

Chrysanthemum indicum; Compositae

（S）Sevanti，意即「服務」，因為它能給人敬拜神明、獻身於祂、為祂服務的能量。

使用部位：花朵

能量屬性：苦味、甜味／涼性／辛味

PK－V＋（過量時）

組織：血漿、血液、骨髓

系統：消化系統、呼吸系統、神經系統

作用：發汗、退熱、改善體質、止痙攣

適應症：頭痛、喉嚨痛、眼睛感染、流鼻血、癤子、月經困難、肝病

慎用情況：很少，風型能量過多

炮製方法：浸泡（熱泡或冷泡）、磨粉（250毫克至1克）

菊花是很常見的庭園花卉，夏天用它泡茶來喝，可以清涼降火消暑熱，很適合火型體質的人飲用。沖泡的比例是一杯水泡二茶匙。它可以使眼睛明亮、改善視力，是許多治療眼疾

配方中的重要成分。它能冷卻並調節掌管視力的火型能量，也能使憤怒與暴躁這類火型體質的人很容易產生的情緒平靜下來，還能舒緩肝臟功能、通經並緩解經痛與頭痛。此外，它還有發奶的功效。

菊花是用來敬拜神明的重要花卉，能幫助人們放下以自我為中心的意志（這種意志是火型能量紊亂所產生的結果），全心敬拜神明。

麻黃 *Ephedra*

Ephedra vulgaris; Gnetaceae

（S）Somalata，因為它就像阿育吠陀的傳統飲料「索瑪」（soma）一樣，是強效的神經系統興奮劑。

使用部位：枝條

能量屬性：辛味、澀味／熱性／辛味

K－P＋V＋（過量時）

組織：血漿、肌肉、骨髓與神經

系統：呼吸系統、神經系統、循環系統、泌尿系統

作用：興奮、發汗、祛痰、止痙攣、利尿、止痛
適應症：感冒、咳嗽、呼吸困難、喘鳴、支氣管炎、氣喘、關節炎、水腫、臉部浮腫
慎用情況：高血壓、心臟疼痛、心悸、失眠、消化不良
炮製方法：浸泡、磨粉（250至500毫克），在確定沒有副作用之前應該使用低劑量

麻黃有可能是興奮和發汗效果最強的藥草。它的作用類似腎上腺素，可以用來取代咖啡，但有其副作用（如果加上甘草，可以略微減輕），可能會過度刺激腎上腺。同時，由於它屬於變性藥草，可能會使神經過度勞累。

麻黃是強效的支氣管擴張劑，是製造麻黃素（氣喘發作時最主要的用藥之一）的原料，但它也可能會造成心臟痙攣。它是最能減少水型能量的藥草之一，可以緩解感冒、流鼻涕、咳嗽和水腫，使人變得比較清醒，並增強活動力。它被用在許多具有興奮作用的藥草複方中，能夠強烈地刺激神經。同時，它還能緩解關節疼痛、促進末梢循環，並淨化淋巴腺。使用時，可以搭配其他較為溫和的發汗藥草（如肉桂和薑）。

美國麻黃又稱「摩門茶」（Mormon tea）、「百翰茶」（Brigham tea）或「買麻藤」（joint fir）。

這種麻黃並不像東方的品種那樣具有發汗和止咳的功效，通常被用來當成利尿劑，其用途類似杜松子。

何首烏 *Fo-Ti*

Polygonum multiflorum; Polygonaceae

使用部位：根部（必須經過加工）

能量屬性：甜味、苦味、澀味／涼性／甜味
PV－K和毒素＋（過量時）

組織：作用於所有組織

系統：生殖系統、泌尿系統、循環系統

作用：滋補、回春、催情、收斂、鎮定神經

適應症：貧血、神經衰弱、陽痿、下背痛、頭髮早白或掉髮、淋巴腺腫大、經血過多、白帶、動脈硬化、糖尿病

慎用情況：消化不良、嚴重充血或水腫

炮製方法：煎煮、以牛奶煎煮、磨粉（250毫克至1克）

何首烏是中藥裡很重要的回春藥草，在美國也很容易買到。它既能補血生精、強健肌肉、肌腱、韌帶和骨骼，也能強化腎臟、肝臟和神經系統，而且是出了名的生髮藥。從阿育吠陀醫學的觀點來看，它是火型和風型體質的回春藥草，能夠用來代替那些在美國普遍買不到的阿育吠陀補藥。

何首烏在入藥時往往會搭配雷公根。它們一個是中國最重要的回春藥草之一，一個則名列印度最重要的回春藥草。兩者都被用來抗老化。何首烏讓組織再生的功效較好，雷公根則較能使心靈恢復活力。

若欲達到抗老功效，可以把半盎司何首烏放入一品脫的水中以小火悶煮三十分鐘，然後每天服用，也可以把等量的何首烏和雷公根混合，再加上少量的甜茴香籽一起服用，以促進吸收。

人參 *Ginseng*

Panax ginseng; Araliaceae

使用部位：根部

能量屬性：辛味、苦味、甜味／熱性／甜味

VPK＝PK＋（過量時）

組織：作用於身體的所有組織

系統：消化系統、呼吸系統、循環系統、神經系統、生殖系統

作用：滋補、回春、興奮、催情、緩和、鎮定神經

適應症：老化、年老昏聵、身體虛弱、消瘦、疲勞、陽痿、病後調養、增加能量

慎用情況：高血壓、發燒、發炎性疾病、火型能量過多、因毒素過多所引發的病症、肥胖，過量時可能會過度刺激風型能量

炮製方法：煎煮、以牛奶煎煮、磨粉（250至500毫克）

人參是最好的滋補與回春藥草之一。它能促進身心的成長、恢復活力，對老年人因風型能量過多而導致的各種組織缺損現象尤其有效。那些身體並不虛弱的人可能會感覺它像咖啡一樣有興奮作用。它能使人增重並促進體內組織（包括神經組織）的生長，且功效絕佳。

每天服用兩次人參加南非醉茄（和人參效用類似的印度藥草），一次三克，可以有回春的功效。人參加薑可以促進消化與吸收。把人參放入牛奶烹煮，就成了很好的一般性補藥。

花旗參的作用和人參相近，但據說屬性較涼。對肺部的緩和與滋補效果較好，也較適合火型體質的人，但比較容易增強水型能量。不過，美國北方的卡茲奇山（the Catskills）所產的

花旗參則屬性較熱，比較像高麗參。事實上，花旗參的品質並不亞於中國的人參，我們應該更善加利用。

蒺藜 *Caltrops*

Tribulis terrestris; Zygophyllaceae

（S）Gokshura、Shvadamstra

使用部位：果實

能量屬性：甜味、苦味／涼性／甜味

VPK＝

組織：血漿、血液、骨髓與神經、生殖

系統：泌尿系統、生殖系統、神經系統、呼吸系統

作用：利尿、溶解結石、滋補、回春、催情、鎮定神經、止痛

適應症：排尿困難或小便疼痛、水腫、腎臟或膀胱結石、慢性膀胱炎、腎炎、血尿、痛風、風溼、腰痛、坐骨神經痛、陽痿、不孕、精蟲活動力不足、性病、咳嗽、呼吸困難、痔瘡、糖尿病

慎用情況：病人有脫水現象時

炮製方法：煎煮、以牛奶煎煮、磨粉（250毫克至1克）、做成藥油

蒺藜對大多數泌尿道疾病都有療效，因為它能促進排尿、冷卻並舒緩泌尿道的內膜，並且讓結石更容易排出。它還有止血的功能，能強化腎臟功能並且補腎。因此，它是腎臟的回春補藥。此外，它還能增加精液，從而強化生殖系統，並恢復產後婦女的活力。蒺藜對火型體質的人有回春功效，對於風型體質的神經系統則有鎮靜效果。它不像大多數的利尿劑那樣有副作用，而且它的屬性與藥蜀葵相似，很適合用來加入大多數腎病藥方，以發揮調和藥效的作用。它屬於悅性的藥草，可以讓人心思清明。

將蒺藜放入牛奶中煎煮，就成了強效的催情劑。配上等量的乾薑，可以緩解神經痛與背痛。每天服用等量的蒺藜與南非醉茄粉，一次三克、每天兩次，可以有效增進活力。蒺藜油對禿頭症和早發性脫髮的效果很好。

蒺藜在美國是常見的野草，被稱為「山羊頭」（Goat's Head）或「刺藤」（Puncture Vine），但美國人似乎並不知道它具有很高的藥用價值。

另一種重要的補腎、固腎藥草便是黃細心（*Boerhaavia diffusa*）。它通常是和蒺藜搭配，用在利尿的處方中。

雷公根 *Gotu Kola*

Centella asiatica; Umbelliferae

使用部位：藥草

能量屬性：苦味／涼性／甜味

VPK＝

組織：除了生殖組織之外的所有組織，主要是血液、骨髓與神經

系統：神經系統、循環系統、消化系統

作用：鎮靜神經、回春、改善體質、退熱、利尿

適應症：神經疾患、癲癇、年老昏聵、早衰、掉髮、久治不癒的皮膚病、性病

慎用情況：可能會加劇搔癢症狀，劑量大時可能會使病人頭痛或暫時失去意識

炮製方法：浸泡（熱泡或冷泡）、煎煮、以牛奶煎煮、磨粉（250至500克）、加入印度酥油、做成藥油

雷公根是婆羅米（*Hydrocotyle asiatica*）的近親，在西方經常被用來取代婆羅米，而且效果通常不錯，只是它利尿效果較佳，鎮靜神經的效果則較弱。雷公根可以提升智能、益壽延年並

且增強記性。它能淨化並滋養免疫系統，從而增強免疫能力並強化腎上腺功能。它同時也有很強的淨化血液功能，而且是各種慢性皮膚疾病（包括痲瘋、梅毒、溼疹和牛皮癬）的特效藥。此外，它對間歇性的發燒（例如瘧疾的症狀）也有效。雷公根是火型體質的補藥，能抑制風型能量、鎮定神經並消除過多的水型能量（請參見「婆羅米」一節）。

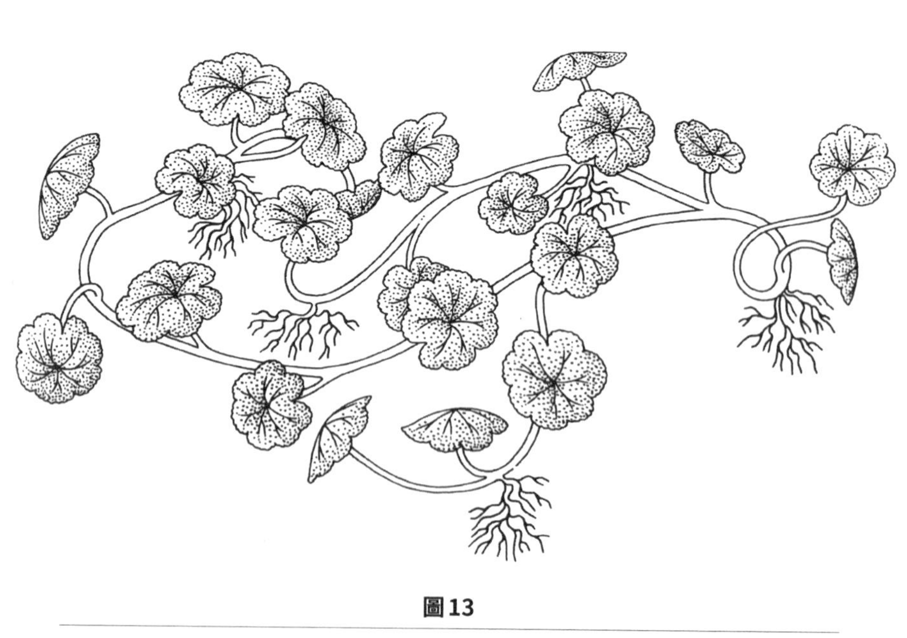

圖13

雷公根

印度沒藥 *Guggul* 或 *Indian Bedellium*

Commiphora mukul; Burseaceae

（S）Guggulu

使用部位：樹脂

能量屬性：苦味、辛味、澀味、甜味／熱性／辛味

KV－P＋（過量時）

組織：作用於所有組織

系統：神經系統、循環系統、呼吸系統、消化系統

作用：回春、興奮、改善體質、鎮定神經、止痙攣、止痛、祛痰、收斂、抗菌

適應症：關節炎、風溼、痛風、腰痛、神經疾患、神經衰弱、身體虛弱、糖尿病、肥胖、支氣管炎、百日咳、消化不良、痔瘡、膿漏、皮膚病、瘡口與潰瘍、膀胱炎、子宮內膜炎、白帶、腫瘤

慎用情況：急性腎臟感染、疹子的急性發作期

炮製方法：做成藥丸、磨粉（250至500毫克）、做成藥糊

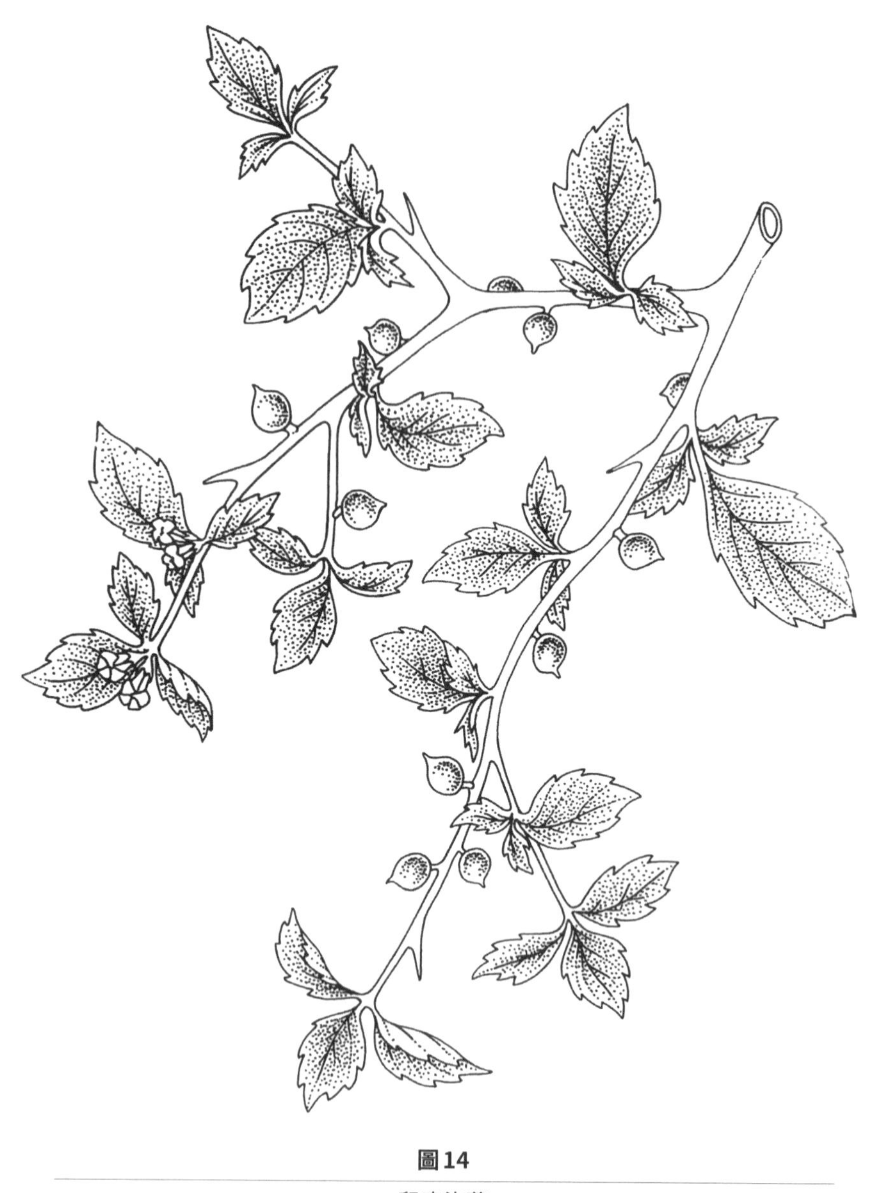

圖14

印度沒藥

印度沒藥是阿育吠陀療法中最重要的一種樹脂。它和沒藥類似，也具有強大的淨化與回春功效。有一系列名叫「Gugguls」的藥方就是以印度沒藥為主要成分，再加上少量的其他藥草作為藥引。它對風型和水型體質的人都有回春功效。在長期使用後，它雖然會使火型體質稍微惡化，但影響不大。

印度沒藥會增加白血球的數量並殺死分泌物（包括鼻涕、痰、汗水與尿液）中的細菌。此外，它還能增進食慾、淨化肺部，並幫助皮膚與黏膜癒合，不過它主要還是用來治療慢性疾病而非急症。此外，它也可以被做成藥糊用來外敷，或製成供口腔和喉嚨潰瘍患者使用的漱口水，並有助調節月經。印度沒藥本身雖然不具滋養作用，但可以促使組織（尤其是神經組織）再生。此外，它還能減少脂肪與毒素，縮小腫瘤並去除壞死的組織。它是治療關節炎的最佳藥物。

訶子 *Chebulic Myrobalan*

Terminalia chebula; Combretaceae

（S）Haritaki，意指它能帶走（harate）所有疾病，或是用來供奉濕婆（亦稱Hara）的藥草。此外，由於它能使人無所畏懼，因此也被稱為「Abhaya」（譯註：即梵文「無畏」之意）。

使用部位：果實

能量屬性：除了鹹味之外，諸味兼具，主要是澀味／熱性／甜味

VPK＝

組織：作用於所有組織

系統：消化系統、排泄系統、神經系統、呼吸系統

作用：回春、滋補、收斂、緩瀉、鎮定神經、祛痰、驅蟲

適應症：咳嗽、氣喘、聲音沙啞、打嗝、嘔吐、痔瘡、腹瀉、吸收不良、腹脹、寄生蟲感染、腫瘤、黃疸、脾臟疾病、心臟病、皮膚病、搔癢、水腫、神經失調

慎用情況：懷孕、脱水、極度疲憊或消瘦、火型能量過多

炮製方法：煎煮、磨粉（250至500毫克）、製成藥糊

訶子雖然味道很澀，並不可口，卻是最重要的阿育吠陀藥草之一。它是風型體質的回春藥，還可以調理水型體質，而且只有在過量時才會增加火型能量。它能滋養大腦和神經，予人濕婆的能量（純粹的覺知）。

訶子對體表和黏膜的潰瘍有強效的收斂作用，也可以做成漱口水。它可以調節直腸並改善便祕或腹瀉的現象（視劑量而定），還能促進消化和吸收、改善聲音和視力、益壽延年並且增進聰明與智慧。

訶子是「三果實」的基本成分。這個複方是由訶子、印度醋栗和毗黎勒混合而成，是阿育吠陀的主要複方之一，是最好的緩瀉劑和補腸藥，也是藥效均衡的回春方劑，如果用來治療外傷，則是有效的收斂劑。訶子對風型體質的人有回春效果，印度醋栗和毗黎勒則分別對火型體質和水型體質的人有回春功效。這三種藥草能治的病症都可以用這個複方來治療。

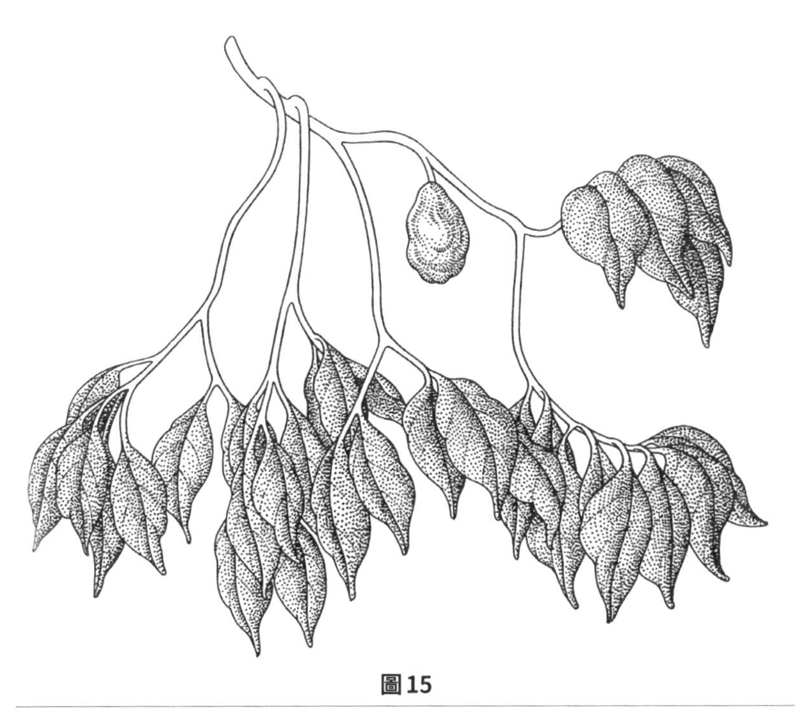

圖15

訶子

茉莉花 *Jasmine Flowers*

Jasminum grandiflorum; Oleaceae

（S）Jati

使用部位：花朵

能量屬性：苦味、澀味／涼性／辛味

KP－V＋（過量時）

組織：血漿、血液、骨骼、骨髓

系統：神經系統、循環系統、生殖系統

作用：改善體質、清涼解熱、抗細菌、止血、通經、催情、鎮定神經

適應症：情緒障礙、頭痛、發燒、中暑、結膜炎、皮膚炎、尿道灼熱、出血性疾病、細菌或病毒感染、淋巴癌、骨癌、何杰金式症

慎用強況：嚴重風寒、風型能量過多

炮製方法：浸泡（熱泡或冷泡，不要煮沸）、磨粉（250至500毫克）、製成藥糊、做成藥油

茉莉花屬性很涼，鎮靜的效果很強，還有涼血的效果，可以有效地抗細菌、抗病毒和抗癌，也可以止血。此外，它也能強健淋巴系統，對各種不同的癌症（包括乳癌）都有療效，同時也是絕佳的退燒藥。茉莉花油還能緩解中暑的現象。

茉莉花對女性具有溫和的催情作用，並且能夠淨化子宮。它屬於悅性的藥草，可以增進愛與慈悲，對人的心靈也有影響，可以使人更有包容性，並且能夠增進、接收並傳播念誦真言時所產生的振動。在大多數情況下，它很適合搭配檀香，也能緩解因傳染病和接觸性傳染病而引起的高燒。

蓮花 *Lotus*

Nelumbo nucifera; Nymphaeaceae

（S）Padma、Kamala、Pushkara 等，蓮花是印度最神聖的植物，也是靈性展現的象徵。它在梵文中有許多不同的名字。

使用部位：主要是種子與根部

能量屬性：甜味、澀味／涼性／甜味

PV－K＋（過量時）

組織：血漿、血液、骨髓與神經、生殖

系統：消化系統、循環系統、生殖系統、神經系統

作用：滋補、回春、催情、收斂、止血、鎮定神經

適應症：腹瀉、出血性疾病、月經過多、白帶、陽痿、遺精、性病、心臟衰弱

慎用情況：因毒素而引起的病症、消化不良、積食、便祕

炮製方法：煎煮、磨粉（250毫克至1克）、當成食物

蓮子和蓮藕都是具有滋補和回春功效的食物。蓮子主要的作用是補心益精，蓮藕則有較強的收斂與止血作用，且由於它的屬性較為沉重，因此大多用來改善與與第一脈輪有關的疾病（如腹瀉和痔瘡等等）。用來當成食物時，可以取五公克的蓮子粉，加上印度香米（Basmati rice）或其他滋補性的藥草（如天門冬和南非醉茄），再混入適當的香料並增添甜味，每天服食三次。

蓮花是用來祭祀印度財富女神拉克希米（Lakshmi）的花朵。它能帶來物質和精神上的豐饒，還能讓人心靈平靜，使人比較不會胡思亂想或做些亂七八糟的夢。蓮子能幫助人打開心

輪，蓮藕則有助打開根輪。蓮子能使人更加忠誠、更有抱負，還能增進語言能力，改善口吃現象，並提升專注力。

芡實（Makhanna）的作用和蓮子相似，兩者經常一起使用。香睡蓮（American white pond lily）的根也有類似蓮藕的作用，是很好的收斂與止血劑，還能用來治療腫瘤。

印度茜草 *Indian Madder*

Rubia cordifolia; Rubiaceae

（S）Manjishta

使用部位：根部

能量屬性：苦味、甜味／涼性／辛味

PK－V＋

組織：血漿、血液、肌肉

系統：循環系統、女性生殖系統

作用：改善體質、止血、通經、收斂、利尿、溶解結石、抗腫瘤

適應症：閉經、月經困難、月經過多、停經、出血性疾病、腎臟或膀胱結石、膽結石、黃疸、肝炎、腹瀉、痢疾、骨折、創傷、癌症、心臟病、皮膚問題、水腫、軟骨病、痲痹、皰疹

慎用情況：嚴重風寒、風型能量過多

炮製方法：煎煮、磨粉（250 毫克至1克）、製成藥糊、摻入印度酥油

印度茜草可能是阿育吠陀療法中最能改善體質、淨化血液的一種藥草。它能涼血、解血毒，抑制出血、溶解血流中的堵塞物，並排除積滯的濁血，可以用來治療所有發炎性的血液（或女性生殖系統）疾病，同時也能溶解肝臟和腎臟中的堵塞物。此外，它還可以溶解結石並有助破壞良性或惡性的腫瘤。它可以增加血液流量，讓因受傷或感染而損壞的組織更快癒合，甚至有助骨折的部位接合。因此，它是很好的急救藥物。此外，它也能有效改善因血液含有毒素而引發的病症（例如生殖器皰疹），淨化並調節肝臟、脾臟和腎臟功能。

可以把印度茜草和蜂蜜一起搗成糊狀，用來解決皮膚變色和發炎的問題。也可以將它和甘草一起搗成糊狀，用來舒緩燒燙傷或受損的組織。它是用來對抗火型能量的主要藥草之一。

歐洲茜草（*Rubia tinctorum*）的作用和印度茜草類似，是很好的替代品。

香附 *Nutgrass*

Cyperus rotundus; Cyperaceae

（S）Musta

使用部位：地下莖

能量屬性：辛味、苦味、澀味／涼性／辛味

PK－V＋（過量時）

組織：血漿、血液、肌肉、骨髓與神經

系統：消化系統、循環系統、女性生殖系統

作用：興奮、祛風、收斂、改善體質、通經、止痙攣、驅蟲

適應症：月經不調、月經困難、停經、腹瀉、吸收不良、消化不良、肝功能不良

慎用情況：便祕、風型能量過多

炮製方法：煎煮（小火悶煮）、磨粉（250毫克至1克）

香附是長在印度的一種莎草，在大多數沼澤地區和河床上都可以看到。它可以緩解經痛、消除經前充血和水腫的現象，因此是治療婦女病最重要的藥草之一，也是最有效的調經藥之一。

香附是最適合火型體質的消化促進劑之一，也能有效刺激肝臟，並改善小腸的吸收能力，從而止住腹瀉，並消滅寄生蟲。因此，它對念珠菌感染以及消化道的酵母菌感染可能會有幫助。此外，它也能有效緩解長期發燒的現象並提升胃炎等疾病患者的消化能力。

若要通經，可以將香附以一：四的比例搭配天門冬或當歸。做法是把一盎司的藥草放入一品脫的水中以小火悶煮二十分鐘。香附加上薑和蜂蜜，就是一帖很好的萬用藥，可以促進消化。它對緩解經前症候群的情緒問題（如憂鬱或易怒）尤其有效。

印度苦楝 *Neem*

Azadiracta indica; Meliaceae

（S）Nimba

使用部位：樹皮、樹葉（在大多數印度市場都買得到）

能量屬性：苦味／涼性／辛味

PK－V＋

組織：血漿、血液、脂肪

系統：消化系統、循環系統、呼吸系統、泌尿系統

作用：滋補、退熱、改善體質、驅蟲、抗菌、止吐

適應症：皮膚病（蕁麻疹、溼疹、癬）、寄生蟲、發燒、瘧疾、咳嗽、乾渴、噁心、嘔吐、糖尿病、腫瘤、肥胖、關節炎、風溼、黃疸

慎用情況：因感冒而引起的疾病以及一般性的組織缺損

炮製方法：浸泡（熱泡或冷泡）、煎煮、磨粉（250至500毫克）、製成藥糊、加入印度酥油、做成藥油

印度苦楝是阿育吠陀療法中效果最強大的血液淨化劑和解毒藥之一。它能退燒解熱，並清除導致大多數發炎性皮膚病或黏膜潰瘍的毒素。它也是強效的退燒藥，對瘧疾和其他間歇性和週期性的發燒都有效果（在這種狀況下通常會搭配黑胡椒和龍膽）。

無論何時，當病人需要採行淨化或整復療法時都可以使用印度苦楝。它可以清除所有多餘的外來組織，還具有收斂作用，可以促進疾病的療癒。但如果病人有極度疲勞或消瘦的現象時，應該謹慎使用。以印度苦楝做成的藥油是皮膚病最好的治療及消毒藥劑之一，也可以用來塗抹疼痛的關節與肌肉，減輕其發炎現象。

華拔 *Indian Long Pepper*

Piper longum; Piperaceae

（S）Pippali

使用部位：果實

能量屬性：辛味／熱性／甜味

VK－P＋

組織：血漿、血液、脂肪、骨髓與神經、生殖

系統：消化系統、呼吸系統、生殖系統

作用：興奮、祛痰、祛風、催情、驅蟲、止痛

適應症：感冒、咳嗽、氣喘、支氣管炎、喉頭炎、關節炎、風溼、痛風、胃弱、腹脹、胃腸脹氣、腹壁腫瘤、腰痛、坐骨神經痛、癲癇、痲痹、寄生蟲

慎用情況：火型能量過多（發炎性的疾病）

炮製方法：浸泡、以牛奶煎煮、製成藥油、磨粉（100至500毫克）

蓽拔就像它的近親黑胡椒一樣，是消化和呼吸系統的強效興奮劑。它的屬性很熱，可以消除感冒、充血現象和毒素，並且使衰弱的器官恢復功能。但它和黑胡椒不同之處在於：它對肺部和水型體質的人也有回春的作用。把蓽拔放在牛奶裡煎煮後服用，有助治療慢性退化性肺病（如氣喘）。

蓽拔也具有催情作用，能夠強化生殖功能、溫暖生殖器官，並給予它們更多的能量。若想抑制多餘的分泌物、黏液和水型能量，可以每天早上吃三個蓽拔豆莢或十粒黑胡椒。

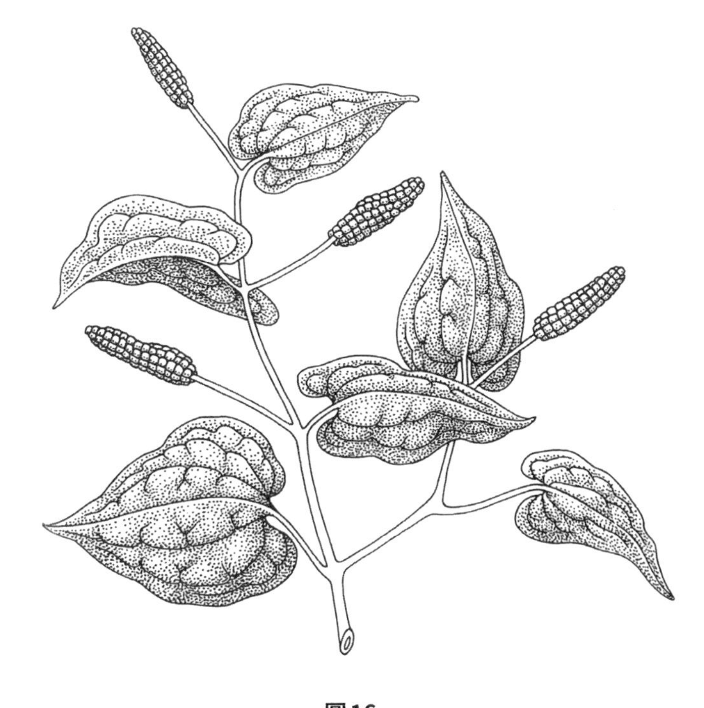

圖16

蓽拔

華拔、黑胡椒和乾薑三者合在一起便成了一種名為「三辛」（Trikatu）的複方，是阿育吠陀療法中具有興奮作用的主要複方。「三辛」可以恢復「阿耆尼」、清除毒素，讓其他藥材和食物更容易被人體所吸收。

地黃 *Rebmannia*

Rebmannia glutinosa; Scorphulariaceae

使用部位：根部

能量屬性：甜味、苦味／涼性／甜味

PV－K 和毒素＋

組織：血漿、血液、骨髓與神經、生殖

系統：生殖系統、泌尿系統、消化系統、呼吸系統

作用：滋補、回春、催情、緩和、緩瀉、通經

適應症：腎臟衰弱、下背痛、男女性功能低下、月經不規則、肝硬化、貧血、掉髮、糖尿病、年老昏聵

慎用情況：消化力弱、嚴重充血或水腫

炮製方法：主要是煎煮、磨粉（250 毫克至1 克）

地黃對腎臟和肝臟有滋補、回春的作用，是很重要的一種藥草，在中藥界被廣泛使用。生地黃一般被用來緩解深層的發燒，是屬於涼性的藥草。熟地黃則被用來進補，具有輕微的熱性。

從阿育吠陀療法的觀點來看，地黃具有水型能量，能夠增加身體的組織、體液和分泌物。無論生地黃或熟地黃都能減少火型能量，並治療因火型能量引起的疾病（例如貧血）。熟地黃很適合取代天門冬，用來滋補子宮，恢復其活力。

熟地黃是治療老年疾病的重要藥草，有助解決因風型能量過多而導致的乾燥與缺乏活力的現象。但它的油質含量偏高，可能需要和促進消化的藥草（例如肉桂或人參）一起服用，才不致造成腹瀉。若要滋補身體，可以把五到十克的熟地黃放入一品脫的水中以文火燉煮三十分鐘，在餐前飲用一杯。

天門冬 *Shatavari*

Asparagus racemosus; Liliaceae

（S）Shatavari，意即「有一百個丈夫的女人」，這是因為據說它對女性生殖器官有滋補與回春的作用，足以讓女人有一百個丈夫。

使用部位：根部

能量屬性：甜味、苦味／涼性／甜味

PV－K或毒素＋（過量時）

組織：作用於所有組織

系統：循環系統、生殖系統、呼吸系統、消化系統

作用：滋補（全身、生殖與神經組織）、營養、回春、緩和、解酸

適應症：女性器官衰弱、性功能低下、不孕、陽痿、停經、腹瀉、痢疾、胃潰瘍、胃酸過多、脫水、肺膿瘍、吐血、咳嗽、病後調養、癌症、皰疹、白帶、久燒不退

慎用情況：毒素過多、黏液過多

炮製方法：煎煮、以牛奶煎煮、磨粉（250毫克至1克）、做成藥糊、加入印度酥油、做成藥油

就像南非醉茄主要是用在男性身上，**天門冬**則是阿育吠陀醫學中用來治療女性的主要回春藥草（雖然兩者對男女兩性都有若干作用）。它對火型體質、女性生殖系統和血液都有回春效果。因此，可以把它放在牛奶裡和印度酥油、原糖、蜂蜜和蓽拔一起熬煮。

天門冬能有效緩和肺部、胃部、腎臟和性器官乾燥、發炎的內膜，因此它對治療潰瘍頗有效果。此外，由於它有生津止渴、保護體液的功效，因此也可以用來緩解慢性的腹瀉與痢疾。

外用時，它可以有效柔軟僵硬的關節與脖頸，並緩解肌肉痙攣，還可以舒緩並鎮定風型能量。

天門冬可以促進奶水和精液分泌，並提供黏膜必要的養分，還能滋養並淨化血液與女性生殖器官。此外，由於它能提供許多女性荷爾蒙，因此對正處於更年期或做過子宮切除術的婦女是很好的食物。它能滋養卵子，提升生育力，屬於悅性藥草，可以讓人更有愛心、更願意奉獻。服用時，可以把三克的天門冬粉放入一杯溫牛奶中，再以原糖增加甜味。

西方的蘆筍根作用和天門冬相似，但比較利尿。

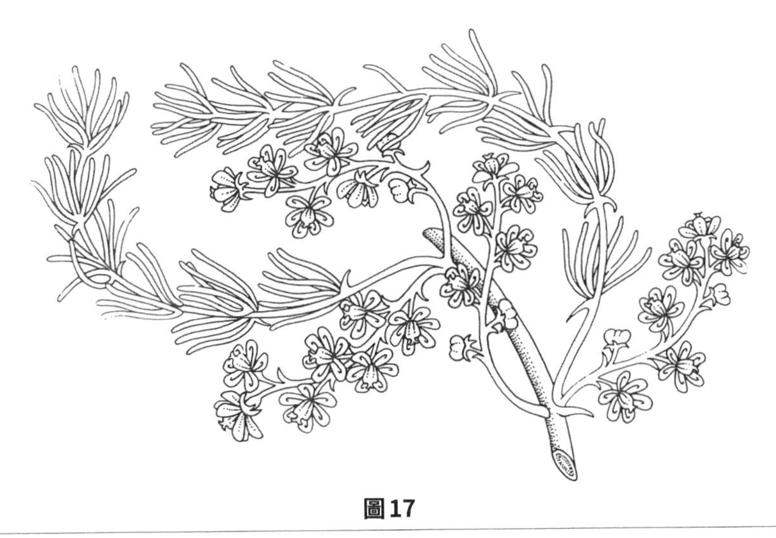

圖17

天門冬

茨竹 *Bamboo Manna*

Bambusa arundinaceae; Graminaceae

（S）Vamsh-a rochana

使用部位：植株上的矽酸沉澱物或乳白色的內皮（可以用其汁液代替）

能量屬性：甜味、澀味／涼性／甜味

PV－K＋

組織：血漿、血液、骨髓與神經

系統：呼吸系統、循環系統、神經系統

作用：緩和、祛痰、滋補、回春、止痙攣、止血

適應症：感冒、咳嗽、發燒、氣喘、出血性疾病、身體消瘦、身體虛弱、脫水、心悸、嘔吐、肺癆

慎用情況：如果不用辛味藥草（如薑和蓽拔）平衡藥性，可能會使充血的現象加劇

炮製方法：煎煮、以牛奶煎煮、磨粉（250毫克至1克）

茨竹的醫藥用途很廣。它的葉子和乳白色的內皮（被稱為Vamsha Rochana或bamboo manna）具有強大的抗火型能量作用，對因肺虛而導致的病症有益，也能止血並且退燒止咳。

茨竹能恢復肺部的活力，而且就像聚合草根一樣，是一種萬用的潤溼祛痰藥。由於它是熱性的發汗劑，因此成了阿育吠陀療法中幾個主要治感冒和咳嗽藥方的基本成分。同時，它也有滋補功效，能讓那些罹患慢性病或有組織缺損現象的人更有體力復原。此外，它還能滋養心臟、舒緩神經系統、生津止渴、緩解焦慮並且補血。

野山藥 *Wild Yam*

Dioscorea spp.; Dioscoraceae

（S）Aluka

使用部位：根部

能量屬性：甜味、苦味／涼性／甜味
VP－K＋（過量時）

組織：血漿、肌肉、脂肪、骨髓與神經、生殖

系統：神經系統、生殖系統、消化系統、泌尿系統

作用：滋補、催情、回春、利尿、止痙攣、止痛

適應症：陽痿、年老昏聵、荷爾蒙不足、不孕、腸絞痛、神經興奮、歇斯底里、腹部疼痛抽筋

慎用情況：體內黏液過多、有充血現象

炮製方法：煎煮、以牛奶煎煮、磨粉（250毫克至1克）

野山藥有好幾個不同的品種。其中許多都有強大的回春功效，但有些則否，因此購買時要認明品種。野山藥可以生精、發奶並增進其他荷爾蒙的分泌，還能增重。美國種的山藥也含有許多荷爾蒙，能夠有效滋補女性的生殖系統，同時也有鎮定神經和止痙攣的功效。有些東方品種和墨西哥品種則被認為是男性的回春藥。此外，野山藥也能舒緩並調理消化器官。

掌葉牽牛（*Ipomoea digitata*）是蕃薯的親戚。它的用途類似野山藥，也有催情、催乳和滋補的作用。事實上，一般認為，它在這些方面的藥效更強，被稱為「印度人參」。

葛根（*Pueraria tuberosa*）是美國南部常見的野草（是一種入侵性的藤蔓植物），常被用來代替葛鬱金（亦稱「竹芋」或「粉藷」），也有一些催情的效果。兩者都有粗大且充滿澱粉質的根。

如果要生精、發奶或生肌長肉，可以把五公克的野山藥粉或葛根粉放入一杯牛奶裡烹煮，再加上印度酥油、蜂蜜和原糖調味後每天飲用。

圖18

藥草與人體器官

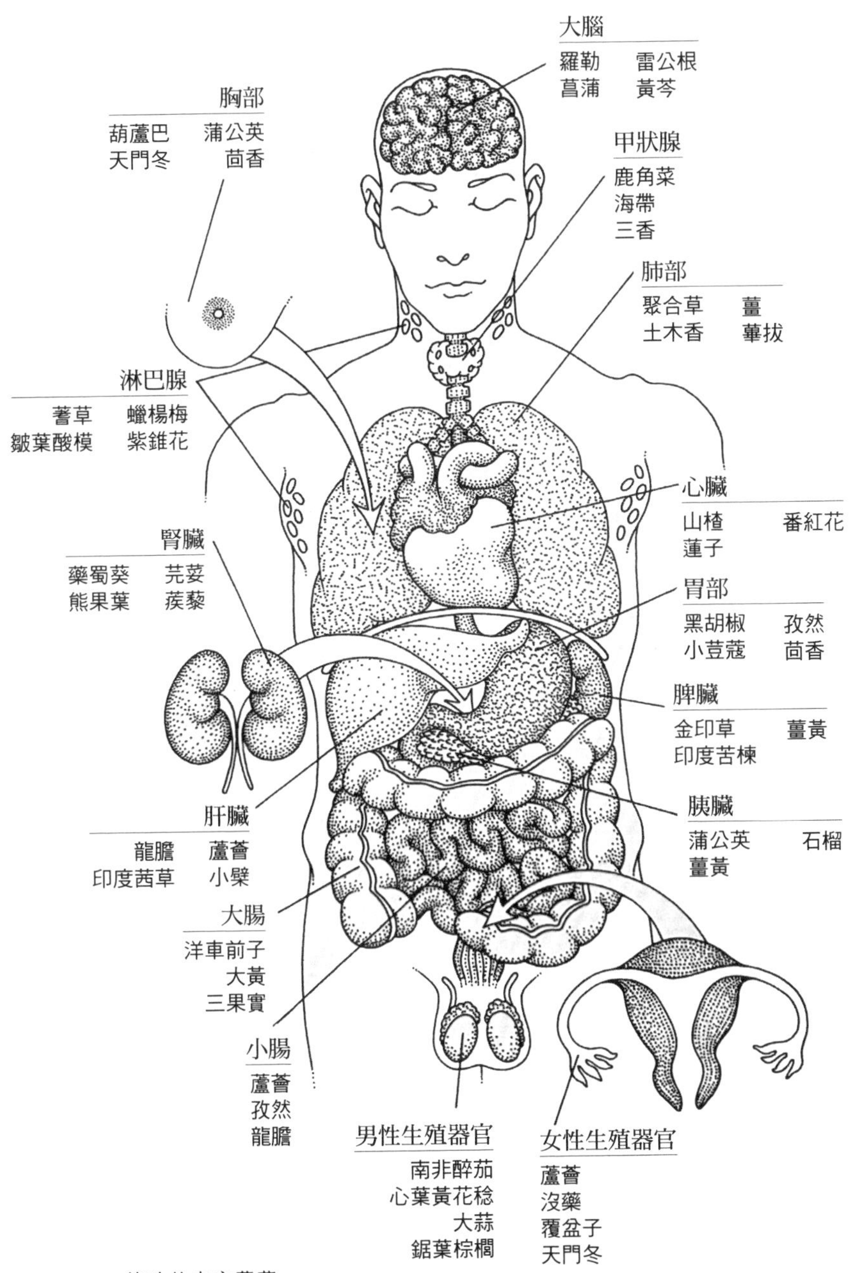

大腦
羅勒 雷公根
菖蒲 黃芩
胸部
葫蘆巴 蒲公英
天門冬 茴香
甲狀腺
鹿角菜
海帶
三香
肺部
聚合草 薑
土木香 蓽拔
淋巴腺
蓍草 蠟楊梅
皺葉酸模 紫錐花
心臟
山楂 番紅花
蓮子
腎臟
藥蜀葵 芫荽
熊果葉 蒺藜
胃部
黑胡椒 孜然
小荳蔻 茴香
脾臟
金印草 薑黃
印度苦楝
胰臟
蒲公英 石榴
薑黃
肝臟
龍膽 蘆薈
印度茜草 小檗
大腸
洋車前子
大黃
三果實
小腸
蘆薈
孜然
龍膽
男性生殖器官
南非醉茄
心葉黃花稔
大蒜
鋸葉棕櫚
女性生殖器官
蘆薈
沒藥
覆盆子
天門冬

附錄1

適合三種體質的茶飲

愈來愈多人以藥草茶代替咖啡或茶飲，或者將它們當成另一個選項，但如果對自己的體質和狀況缺乏適當的了解，飲用這類藥草茶或許不一定有益健康。

下面所列出的只是經常被用來製成茶飲或滋補飲料的幾種藥草。其他可能用來做成茶飲的藥草也應該根據個人的體質和情況來選擇，才能真正得到它們所帶來的好處。

我們並非建議以下藥草都適合用來當成日常茶飲。無論哪一種藥草，如果你想要經常性飲用，劑量都不宜太大，而且要注意長期飲用可能造成的後果。

水型體質：大多數藥草茶都適合水型體質飲用，除了像甘草那樣會形成黏液的甜味藥草外。

紫花苜蓿、羅勒、黑莓、黑胡椒、牛蒡、小荳蔻、芹菜籽、洋甘菊、肉桂、原拉拉藤（或稱「豬殃殃」）、丁香、蒲公英、尤加利、薑、山楂、牛膝草、杜松子、檸檬、摩門茶、芥末籽、蕁麻、陳皮、歐芹、胡椒薄荷、鼠尾草、黃樟、黃芩、綠薄荷、鹽膚木、百里香、野胡蘿蔔、野薑、蓍草、皺葉酸模。

火型體質：許多藥草茶都很適合火型體質飲用，但這類人應該避免辛辣或熱性的藥草。紫花苜蓿、黑莓、牛蒡、洋甘菊、菊苣、菊花、紫草、芫荽、孜然、蒲公英、茴香、雷公根、木槿、茉莉、檸檬、香蜂草、檸檬草、甘草、萊姆、蘗蜀葵、益母草、蕁麻、胡椒薄荷、覆盆子、月季、紅花苜蓿、紅根（或稱「美洲茶」）、番紅花、檀香、黃芩、綠薄荷、草莓、皺葉酸模。

風型體質：許多藥草茶都很適合風型體質飲用，但那些具有苦味、澀味或涼性的藥草可能對這類人無益。兼具辛味和甜味的藥草最適合這種體質的人。

大茴香、當歸、羅勒、月桂葉、小荳蔻、芹菜籽、肉桂、丁香、聚合草根、土木香、尤加利、茴香、葫蘆巴、何首烏、生薑、人參、雷公根、山楂、鹿角菜、甘草、肉荳蔻、陳皮、地黃、紅花、黃樟、鋸棕櫚、菝葜、玉竹、百里香、野薑、北美聖草。

甜味劑：水型體質的人喝茶時應該避免添加甜味劑，但蜂蜜除外。所有的甜味劑都對火型體質的人有益，蜂蜜除外。所有的甜味劑也都對風型體質的人有益，並且能平衡部分藥草會使風型能量增加的作用，但精製糖會過度刺激胰臟，應該避免使用。

有些茶只要適量飲用，對所有的體質都有益處，包括：洋甘菊、茴香、雷公根、胡椒薄荷、月季、鼠尾草、綠薄荷。

附錄2
藥草一覽表

下表所列出的藥草是以它們的俗名為主。味道則是阿育吠陀的六味：甜、酸、鹹、辛、苦、澀。能量則是熱性或涼性。此外，表中還列出了每種藥草的後消化作用（甜、酸或辛）以及它們對於體質能量的影響：V代表風型能量，P代表火型能量，K代表水型能量，＋表示增加，－表示減少，0代表它的影響是中性的或者有增有減。VPK＝代表該藥草能平衡三種體質能量。療效則是依照西方藥草學的說法。前面附上★的都是本書正文中所提到的藥草。

藥草	味道	能量	後消化作用	對體質的影響	作用
★蠟楊梅（Bayberry） *Myrica spp.* *Myricaceae*	辛、澀	熱性	辛	KV- P+	發汗、祛痰、收斂、催吐
月桂葉（Bay Leaves） *Laurus nobilis* *Lauraceae*	辛	熱性	辛	VK- P+	祛風、興奮、祛痰
藥水蘇（Betony, wood） *Stachy betonica* *Labiatae*	辛、苦	涼性	辛	PK- V+	鎮定神經、祛風、利尿
樺木（Birch） *Betula alba* *Betulaceae*	苦、辛	涼性	辛	PK- V+	發汗、利尿、收斂
拳參（Bistort） *Polygonum bistorta* *Polygonaceae*	澀	涼性	辛	PK- V+	收斂、利尿、改善體質
苦根（Bitter Root） *Apocynum androsaemifolium* *Apocynaceae*	苦、澀	涼性	辛	PK- V+	淨化、催吐、利尿
黑莓（Blackberry） *Rubus fructicosus, etc.* *Rosaceae*	澀	涼性	甜	PK- V+	收斂、改變體質、止血
黑升麻（Black Cohosh） *Cimicufuga* *Ranunculaceae*	苦、辛	涼性	辛	PK- V+	改善體質、通經、抗菌
★黑胡椒（Black Pepper） *Piper nigrum* *Piperaceae*	辛	熱性	辛	KV- P+	興奮、祛痰、祛風
聖薊（Blessed Thistle） *Carbenia benedicta* *Compositae*	苦	涼性	辛	PK- V+	通經、滋補、催奶
紅毛七（Blue Cohosh） *Caulophyllum thalictroides* *Berberidaceae*	苦、甜	熱性	辛	KV- P+	通經、催產、止痙攣
變色鳶尾（Blue Flag） *Iris versicolor* *Iridaceae*	苦	涼性	辛	PK- V+	改善體質、退熱、緩瀉
貫葉澤蘭（Boneset） *Eupatorium perfoliatum* *Compositae*	苦、辛	涼性	辛	PK- V+	發汗、退熱、緩瀉
琉璃苣（Borage） *Borago officinalis* *Boraginaceae*	澀、甜	涼性	辛	PK- V+	發汗、利尿、緩和

藥草	味道	能量	後消化作用	對體質的影響	作用
龍芽草（Agrimony） *Agrimonia eupatoria* *Rosaceae*	澀、苦	涼性	辛	PK- V+	收斂、利尿、治療外傷
★紫花苜蓿（Alfalfa） *Medicago sativa* *Leguminosae*	澀、甜	涼性	辛	PK- V+	改善體質、利尿、退熱
多香果（Allspice） *Pimento officinalis* *Myrataceae*	辛	熱性	辛	VK- P+	興奮、祛風
扁桃（Almond） *Amygdalus communis* *Rosaceae*	甜	熱性	甜	V- KP+	緩和、祛痰、滋補
★蘆薈（Aloe） *Aloe* spp. *Liliaceae*	苦、澀、辛、甜	涼性	甜	VPK= (P-)	改善體質、滋補、回春、通便
當歸（Angelica） *Angelica archangelica* *Umbelliferae*	辛、甜	熱性	甜	VK- P+	發汗、祛風、通經
茴芹（Anise） *Pimpinella anisum* *Umbelliferae*	辛	熱性	辛	VK- P+	祛風、興奮、催奶
杏仁（Apricot Seed） *Prunus armeniaca* *Rosaceae*	苦、甜	熱性	辛	KV- P+	止痙攣、祛痰、緩瀉
山金車（Arnica） *Arnica Montana* *Compositae*	辛	熱性	辛	KV- P+	興奮、治療外傷、滋補
蘆筍（Asparagus） *Asparagus officinalis* *Liliaceae*	甜	涼性	甜	PK- V0	利尿、緩瀉、滋補
龜頭花（Balmony） *Chelone glabra* *Scrophulariaceae*	苦	涼性	辛	PK- V+	滋補、驅蟲、緩瀉
★小檗（Barberry） *Berberis* spp. *Berberidaceae*	苦、澀	熱性	辛	PK- V+	滋補、改變體質、退熱
大麥（Barley） *Hordeum distichon* *Graminaceae*	甜	涼性	甜	PK- V+	利尿、緩和、滋補
★羅勒（Basil） *Ocinum* spp. *Labiatae*	辛	熱性	辛	VK- V+	發汗、退熱、鎮定神經

藥草	味道	能量	後消化作用	對體質的影響	作用
★卡宴辣椒（Cayenne） *Capsicum annuum* *Solanaceae*	辛	熱性	辛	KV- P+	興奮、祛風、改善體質、止血
美洲矢車菊（Centaury, American） *Sabbatia angularis* *Gentianaceae*	苦	涼性	辛	PK- V+	退熱、滋補
歐洲矢車菊（Centaury, European） *Erythraea centaurium* *Gentianaceae*	苦、辛	涼性	辛	PK- V+	滋補、退熱
★洋甘菊（Chamomile） 德國洋甘菊（*Matricaria chamomilla*） 羅馬洋甘菊（*Anthemis nobilis*） *Compositae*	苦、辛	涼性	辛	PK- V0	發汗、祛風、鎮定神經
木餾油樹（Chaparral） *Larrea divaricata* *Zygophyllaceae*	苦	涼性	辛	PK- V+	改善體質、利尿、滋補
奇亞籽（Chia Seeds） *Salvia polystachya* *Labiatae*	辛、甜	熱性	甜	KV- P+	祛痰、緩和、發汗
菊苣（Chicory） *Cichorium intybus* *Compositae*	苦	涼性	辛	PK- V+	改善體質、利尿、退熱
芫荽葉（Cilantro） *Coriandrum sativum* *Umbelliferae*	苦、辛	涼性	辛	PK- V0	改善體質、祛風、利尿
★肉桂（Cinnamon） *Cinnamomum Zeylanicum, etc.* *Lauraceae*	辛、甜、澀	熱性	甜	VK- P+	興奮、發汗、改善體質
原拉拉藤（Cleavers） *Galium aparine* *Rubiaceae*	澀、苦	涼性	辛	PK- V+	利尿、改善體質、治療外傷
★丁香（Cloves） *Eugenia caryophyllata* *Myrtaceae*	辛	熱性	辛	VK- P+	興奮、催情、祛痰
椰子（Coconut） *Cocus nucifera* *Palmae*	甜	涼性	甜	PV- K+	清涼降火、利尿、滋補
款冬（Coltsfoot） *Tussilago farfara* *Compositae*	辛、澀、甜	涼性	辛	PK- V0	緩和、祛痰、收斂、止痙攣

藥草	味道	能量	後消化作用	對體質的影響	作用
山布枯（Bochu） *Barosma betulina* *Rutaceae*	辛、苦	涼性	辛	PK- V+	利尿、發汗、興奮
睡菜（Buckbean） *Menyanthes trifoliate* *Gentianaceae*	苦	涼性	辛	PK- V+	改善體質、退熱、緩瀉
★牛蒡（Burdock） *Arctium Lappa* *Compositeae*	苦、辛	涼性	辛	PK- V+	改善體質、發汗、利尿、收斂
白胡桃（Butternut） *Juglans cinerea* *Juglandacae*	苦、澀	涼性	辛	PK- V+	通便、驅蟲、收斂
★菖蒲（Calamus） *Acorus calamus* *Araceae*	辛、苦	熱性	辛	VK- P+	興奮、解充血、鎮定神經、回春
金盞花（Calendula） *Calendula officinalis* *Compositae*	苦、辛	涼性	辛	PK- V+	治療外傷、止痙攣、改善體質
非洲防已根（Calumba） *Jateorhiza calumba* *menispermaceae*	苦	涼性	辛	PK- V+	滋補、退熱、止吐
★樟腦（Camphor） *Cinnamomum camphora* *Lauraceae*	辛、苦	熱性	辛	KV- P+	發汗、興奮、解充血、止痛
葛縷子（Caraway） *Carum carvi* *Umbelliferae*	辛	熱性	辛	KV- P+	祛風、興奮
★小荳蔻（Cardamom） *Elettaria cardamomum* *Zingiberaceae*	辛、甜	熱性	辛	KV- P+	興奮、祛風、祛痰
鼠李皮（Cascara Sagrada） *Rhamnus purshianus* *Rhamnaceae*	苦	涼性	辛	PK- V+	緩瀉、收斂、滋補
蓖麻油（Cator Oil） *Ricinus communis* *Euphorbiaceae*	辛、甜	熱性	辛	V- PK+	淨化、緩和、止痛、鎮定神經
貓薄荷（Catnip） *Nepeta cataria* *Labiatae*	辛	涼性	辛	PK- V0	發汗、祛風、鎮定神經
香蒲（Cattail） *Typha spp.* *Typhaceae*	甜、澀	涼性	甜	P- VK+	收斂、止血、治療外傷

藥草	味道	能量	後消化作用	對體質的影響	作用
★紫錐花（Echinacea） *Echinacea augustifolia* *Compositae*	苦、辛	涼性	辛	PK– V+	改善體質、抗菌、發汗
接骨木花（Elder Flowers） *Sambucus spp.* *Caprifoliaceae*	苦、辛	涼性	辛	KP– V0	發汗、利尿、改善體質
★土木香（Elecampane） *Inula spp.* *Compositae*	辛、苦	熱性	辛	VK– P+	祛痰、止痙攣、回春
刺五加（Eleuthero） *Eleuthro senticosus* *Araliaceae*	辛、甜	熱性	甜	VK– P+	滋補、止痙攣、治風溼
尤加利（Eucalyptus） *Eucalyptus globules* *Myrtaceae*	辛	熱性	辛	KV– P+	發汗、解充血、興奮
小米草（Eyebright） *Euphrasia officinalis* *Scrophulariaceae*	苦	涼性	辛	PK– V+	退熱、改善體質、收斂
假獨角獸（False Unicorn） *Helonias dioica* *Liliaceae*	苦、甜	熱性	甜	VK– P+	通經、催情、利尿
★茴香（Fennel） *Foeniculum vulgare* *Umbelliferae*	甜、辛	涼性	甜	VPK=	祛風、利尿、止痙攣
★葫蘆巴（Fenugreek） *Trigonella foenumgraeceum* *Leguminosae*	苦、辛、甜	熱性	辛	VK– P+	興奮、滋補、祛痰、回春
★亞麻籽（Flaxseed） *Linum usitatissimum* *Linaceae*	甜、澀	熱性	辛	V– K0 P+	緩瀉、緩和、滋補
乳香（Frankincense） *Boswellia thurifera* *Burseraceae*	苦、辛、澀、甜	熱性	辛	KV– P+	改善體質、止痛、回春
南薑（Galangal） *Alpinia officinarum* *Zingaberaceae*	辛	熱性	辛	VK– P+	興奮、發汗、治風溼
★大蒜（Garlic） *Alium sativum* *Liliaceae*	除酸味外，諸味兼具	熱性	辛	VK– P+	興奮、祛風、祛痰、改善體質
★龍膽（Gentian） *Gentiana spp.* *Liliaceae*	苦	涼性	辛	PK– V+	苦補、退熱、改善體質

藥草	味道	能量	後消化作用	對體質的影響	作用
★聚合草（Comfrey） *Symphytum officinale* *Boraginaceae*	甜、澀	涼性	甜	PV- K+	滋補、緩和、軟化、治療外傷
★芫荽（Coriander） *Coriandrum sativum* *Umbelliferae*	苦、辛	涼性	甜	PKV=	改變體質、發汗、利尿、祛風
玉米鬚（Corn Silk） *Zea mays* *Graminaceae*	甜	涼性	辛	PK- V+	利尿、緩和、改善體質
棉花根（Cotton Root） *Gossypium herbaceum* *Malvaceae*	甜	熱性	甜	V- KP+	滋補、催情、通經
歐洲莢蒾（Crampbark） *Viburnum opulus* *Caprifoliaceae*	苦、澀	熱性	辛	KV- P+	通經、收斂、止痙攣
老鸛草（Cranesbill） *Geranium maculatum* *Geraniaceae*	澀	涼性	辛	PK- V+	收斂、止血、治療外傷
蓽澄茄（Cubebs） *Piper cubeba* *Piperaceae*	辛	熱性	辛	VK- P+	興奮、祛風、祛痰
九階草（Culver's Root） *Leptandra virginica* *Scrophylariaceae*	苦	涼性	辛	PK- V+	淨化、退熱、滋補
孜然（Cumin） *Cuminum cyminum* *Umbelliferae*	辛、苦	涼性	辛	PKV=	祛風、改善體質、興奮
透納葉（Damiana） *Turnera aphrodisiaca* *Turneraceae*	辛、苦	熱性	辛	K- V0 P+	興奮、催情
★蒲公英（Dandelion） *Taraxacum officinalis* *Compositae*	苦、甜	涼性	辛	PK- V+	改善體質、利尿、緩瀉
棗子（Dates） *Phoenix dacytlifera* *Palmae*	甜	涼性	甜	VP- K+	緩和、滋補、催情
魔鬼爪（Devil's Claw） *Harpagophytum procumbens* *Pedaliaceae*	苦、澀	涼性	辛	PK- V+	改善體質、消炎、止痛
蒔蘿（Dill） *Anethum graveolens* *Umbelliferae*	辛、苦	涼性	辛	PK- V0	祛風、改善體質、祛痰

藥草	味道	能量	後消化作用	對體質的影響	作用
辣根（Horseradish） *Cochlearia armoracia* *Cruciferae*	辛	熱性	辛	KV- P+	興奮、利尿、袪風
★木賊（Horsetail） *Equisetum* spp. *Equisetaceae*	苦、甜	涼性	辛	PK- V+	利尿、發汗、改善體質
牛膝草（Hyssop） *Hyssopus officinalis* *Labiatae*	辛、苦	熱性	辛	KV- P+	發汗、利尿、袪風、驅蟲
冰島苔蘚（Iceland Moss） *Cetraria islandica* *Algae*	鹹、甜、澀	涼性	甜	PV- K+	緩和、改善體質、滋補
木藍（Indigo） *Indigofera tinctoria* *Leguminosae*	苦	涼性	辛	PK- V+	改善體質、抗菌、緩瀉
★鹿角菜（Irish Moss） *Chondrus crispus* *Algae*	鹹、甜、澀	熱性	甜	V- PK+	營養滋補、緩和、軟化
★杜松子（Juniper Berries） *Juniperus* spp. *Coniferae*	辛、苦、甜	熱性	辛	KV- P+	利尿、發汗、袪風、止痛
海帶（Kelp） *Fecus visiculosis*	鹹、甜	熱性	甜	V- KP+	營養滋補、緩和、袪痰
葛根（Kudzu） *Pueraria tuberose* *Leguminosae*	甜	涼性	甜	PV- K+	滋補、發汗、利尿
拖鞋蘭（Lady's Slipper） *Cypripedium pubescens* *Orchidaceae*	辛、甜、苦	熱性	甜	VK- P0	鎮定神經、止痙攣、滋補
薰衣草（Lavender） *Lavandula* spp. *Labiatae*	辛	涼性	辛	PK- V0	袪風、利尿、止痙攣
檸檬（Lemon） *Citrus limonum* *Rutaceae*	酸	涼性	酸	PV- K0	袪痰、袪風、收斂
檸檬香蜂草（Lemon Balm） *Melissa officinalis* *Labiatae*	辛、甜	涼性	辛	KP- V0	發汗、袪風、鎮定神經
檸檬香茅（Lemon Grass） *Cymbopogon citrates* *Graminaceae*	辛、苦	涼性	辛	PK- V0	利尿、發汗、清涼降火

藥草	味道	能量	後消化作用	對體質的影響	作用
★薑（Ginger） *Zingiber officinale* *zingiberaceae*	辛、甜	熱性	甜	VK- P+	興奮、發汗、祛痰、祛風
黃連（Gold Thread） *Coptis* spp. *Ranunculaceae*	苦	涼性	辛	PK- V+	苦補、退熱、改善體質
★金印草（Golden Seal） *Hydrastis Canadensis* *Ranunculaceae*	苦、澀	涼性	辛	PK- V+	苦補、退熱、抗菌
葡萄／葡萄乾 （Grapes ／ Raisins） *Vitis vinifera* *Vitaceae*	甜	涼性	甜	PV- K+	營養滋補、緩和、緩瀉
紫花蘭根（Gravel Root） *Eupatorium purpureum* *Compositae*	苦、辛	涼性	辛	PK- V+	利尿、溶解結石、鎮定神經
洋紫菀（Grindelia） *Grindelia* spp. *Compositae*	辛	熱性	辛	KV- P+	祛痰、發汗、止痙攣
金錢薄荷（Ground Ivy） *Glechoma hederacea* *Labiatae*	辛、澀	熱性	辛	KV- P+	發汗、收斂、祛風
阿拉伯膠（Gum Arabic） *Acacia Senegal* *Leguminosae*	甜	涼性	甜	PV- K+	緩和、軟化、滋補
★山楂（Hawthorn） *Crataegus oxycantha* *Rosaceae*	酸、甜	熱性	酸	V- K0 P+	興奮、止痙攣、利尿
指甲花（Henna） *Lawsonia* spp. *Lythraceae*	苦、澀	涼性	辛	PK- V+	退熱、改善體質、鎮定神經
★木槿（Hibiscus） *Hibiscus rosa-sinensis* *Malvaceae*	澀、甜	涼性	甜	PK- V+	改善體質、止血、清涼降火、通經
蜂蜜（Honey）	甜、辛、澀	熱性	甜	PK- V+	祛痰、軟化、滋補、緩瀉
啤酒花（Hops） *Humulus lupulus* *Articaceae*	苦、辛	涼性	辛	PK- V+	鎮定神經、苦補、利尿
歐夏至草（Horehound） *Marrubium vulgare* *Labiatae*	苦、辛	涼性	辛	KP- V+	祛痰、止痙攣、發汗

藥草	味道	能量	後消化作用	對體質的影響	作用
益母草（Motherwort） *Leonurus cardiac* *Labiatae*	苦、辛	涼性	辛	PK- V+	通經、發汗、利尿、改善體質
★艾草（Mugwort） *Artemesia vulgaris* *Compositae*	辛、苦	熱性	辛	VK- P+	止痙攣、發汗、通經
★毛蕊花（Mullein） *Vrbascum Thapsus* *Scrophulariaceae*	苦、澀、甜	涼性	辛	PK- V+	祛痰、收斂、治療外傷、鎮靜
芥末籽（Mustard Seeds） *Brassica alba* *Cruciferae*	辛	熱性	辛	KV- P+	興奮、祛痰、祛風
★沒藥（Myrrh） *Commiphora myrrha* *Burseraceae*	苦、辛	熱性	辛	KV- P+	改善體質、止痛、通經、回春
蕁麻（Nettle） *Urtica urens* *Urticaceae*	澀	涼性	辛	PK- V+	改善體質、收斂、止血
★肉荳蔻（Nutmeg） *Myristica fragrans* *Myristicaceae*	辛	熱性	辛	VK- P+	收斂、祛風、鎮靜、安定神經
燕麥桿（Oat Straw） *Avena sativa* *Graminaceae*	甜	涼性	甜	VP- K+	安定神經、止痙攣、滋補
洋蔥（Onion） *Allium cepa* *Liliaceae*	辛、甜	熱性	甜	VK- P+	發汗、滋補、催情
陳皮（Orange Peel） *Citrus aurantium* *Rutaceae*	辛、苦	熱性	辛	VK- P+	祛風、祛痰、興奮
牛至（Oregano） *Origanum vulgare* *Labiatae*	辛	熱性	辛	VK- P+	興奮、祛風、發汗
冬青葡萄（Oregon Grape） *Mahonia repens* *Berberidaceae*	苦	涼性	辛	PK- V+	改善體質、退熱、緩瀉
藁本（Osha） *Ligusticum porteri* *Umbelliferae*	辛、苦	熱性	辛	KV- P+	興奮、抗細菌、祛痰

藥草	味道	能量	後消化作用	對體質的影響	作用
★甘草（Licorice） *Glycyrrhiza glabra* *Leguminosae*	甜、苦	涼性	甜	VP- K+	緩和、祛痰、滋補、緩瀉
百合（Lily） *Lilium* spp. *Liliaceae*	甜	涼性	甜	VP- K+	緩和、營養滋補、鎮定神經
萊姆（Lime） *Citrus acida* *Rutaceae*	酸、苦	涼性	酸	PV- K+	清涼降火、祛風、祛痰
半邊蓮（Lobelia） *Lobelia inflata* *Lobeliaceae*	辛	熱性	辛	K- PV+	止痙攣、催吐、祛痰、發汗
肉荳蔻皮（Mace） *Myristica fragrans* *Myristicaceae*	辛、甜	熱性	辛	VK- P+	止痙攣、催吐、祛痰、發汗
鐵線蕨（Madenhair Fern） *Adiandum capillus-veneris* *Filices*	甜、苦	涼性	甜	PV- K+	緩和、清涼降火、滋補
歐洲鱗毛蕨（Male Fern） *Dryopteris felix-mas* *Filices*	苦、辛	涼性	辛	PK- V+	驅蟲
錦葵（Malva） *Malva* sp. *Malvaceae*	甜、澀	涼性	甜	PV- K+	緩和、軟化、收斂
美洲鬼臼 （Mandrake, American） *Podophyllum peltatum* *Berberidaceae*	苦	涼性	辛	PK- V+	淨化、改善體質、有毒性
馬鬱蘭（Marjoram） *Origanum marjorana* *Labiatae*	辛	熱性	辛	VK- P+	興奮、止痙攣、發汗
★藥蜀葵（Marshmallow） *Althea officinalis* *Malvaceae*	甜	涼性	甜	PV- K+	滋補、緩和、利尿、緩瀉
槲寄生（Mistletoe） *Viscum album* *Loranthaceae*	苦、甜	熱性	辛	VK- P+	鎮定神經、止痙攣、通經
麻黃（Mormon Tea） *Ephedra* spp. *Gnetaceae*	辛	熱性	辛	K- VP+	利尿、改善體質

藥草	味道	能量	後消化作用	對體質的影響	作用
★大黃（Rhubarb） *Rheum* spp. *Polygonaceae*	苦	涼性	辛	PK- V+	通便、改善體質、退熱
★月季（Rose Flowers） *Rosa* spp. *Rosaceae*	苦、辛、澀、甜	涼性	甜	VPK=	改善體質、通經、安定神經
玫瑰果（Rose Hips） *Rosa* spp. *Rosaceae*	酸、澀	熱性	酸	V- KP+	興奮、祛風、收斂
迷迭香（Rosemary） *Rosmarinus officinalis* *Labiatae*	辛、苦	熱性	辛	KV- P+	發汗、祛風、興奮、通經
芸香（Rue） *Ruta graveolens* *Rutaceae*	苦、辛	熱性	辛	KV- P+	安定神經、通經、驅蟲
紅花（Safflower） *Carthamus tinctorius* *Compositae*	辛	熱性	辛	VK- P+	改善體質、通經、祛風
★番紅花（Saffron） *Crocus sativus* *Iridaceae*	辛、苦、甜	涼性	甜	VKP=	改善體質、通經、回春、祛風
★鼠尾草（Sage） *Salvia officinalis* *Labiatae*	辛、苦、澀	熱性	辛	KV- P+	發汗、祛痰、安定神經、收斂
★檀香（Sandalwood） *Santalum album* *Santalaceae*	苦、甜、澀	涼性	甜	PV- K0	改善體質、止血、退熱、安定神經
★菝葜 (Sarsaparilla) *Smilax* spp. *Liliaceae*	苦、甜	涼性	甜	PV- K0	改善體質、利尿、止痙攣
黃樟（Sassafras） *Sassafras officinale* *Lauraceae*	辛	熱性	辛	KV- P+	改善體質、發汗、興奮
香薄荷（Savory） *Satureja hortensis* *Labiatae*	辛	熱性	辛	KV- P+	興奮、祛風、收斂
鋸棕櫚（Saw Palmetto） *Serenoa serrulata* *Palmaceae*	甜、辛	熱性	甜	V- PK+	滋補、回春、催情、祛痰

藥草	味道	能量	後消化作用	對體質的影響	作用
車前草（Plantain） *Plantogo major* *Plantaginaceae*	澀、苦	涼性	辛	PK- V+	收斂、改善體質、利尿、治療外傷
柳葉馬力筋根 （Pleurisy Root） *Asclepias tuberose* *Asclepiadaceae*	苦、辛	涼性	辛	PK- V+	發汗、祛痰、退熱
商陸根（Pokeroot） *Phytolacca* spp. *Phytolaccaceae*	苦	涼性	辛	PK- V+	改善體質、催吐、淨化
★石榴（Pomegranate） *Punica granatum* *Lythraceae*	澀、苦、甜	涼性	甜	PK- V0	收斂、改善體質、驅蟲、滋補
★罌粟籽（Poppy Seeds） *Papaver spp.* *Papaveraceae*	辛、澀、甜	熱性	甜	VK- P+	收斂、祛風、鎮靜
★花椒（Prickly Ash） *Xanthoxylum* spp. *Rutaceae*	辛、苦	熱性	辛	VK- P+	興奮、祛風、驅蟲
報春花（Primrose） *Primula vulgaris* *Primulaceae*	苦	涼性	辛	PK- V+	安定神經、改善體質、祛痰
★洋車前子（Psyllium） *Plantago psyllium* *Plantaginaceae*	甜、澀	涼性	甜	PV- KV+	緩寫、緩和、收斂
南瓜籽（Pumpkin Seeds） *Cucurbita pepo* *Cucurbitaceae*	甜	熱性	甜	V- PK+	驅蟲、利尿
千屈菜（Purple Loosestrife） *Lythrum salicaria* *Lythraceae*	澀、甜	涼性	辛	PK- V+	改善體質、收斂、緩和
★覆盆子（Raspberry） *Rubus* spp. *Rosaceae*	澀、甜	涼性	甜	PK- V+	收斂、改善體質、通經
★紅花苜蓿（Red Clover） *Trifolium pretense* *Leguminosae*	苦、甜	涼性	辛	PK- V+	改善體質、利尿、祛痰
紅根（Red Root） *Ceanothus* spp. *Rhamnaceae*	澀	涼性	辛	PK- V+	收斂、祛痰、鎮靜

藥草	味道	能量	後消化作用	對體質的影響	作用
草烏桕 (Stillingia) *Stillingia sylvatica* *Euphorbiaceae*	辛	熱性	辛	KV- P+	改善體質、發汗、祛痰、滋補
二蕊紫蘇根 (Stoneroot) *Gollinsonia canadensis* *Labiatae*	苦	涼性	辛	PK- V+	利尿、發汗、收斂
草莓葉 (Strawberry leaves) *Fragaria* spp. *Rosaceae*	澀、甜	涼性	甜	PK- V+	改善體質、收斂、利尿
糖 (Sugar) *Saccharum officinarum* *Graminae*	甜	涼性	甜	PV- K+	營養滋補、緩和、緩瀉
鹽膚木 (Sumach) *Rhus glabra*, etc. *Anacardiaceae*	澀	涼性	辛	PK- V+	收斂、改善體質、清涼降火
羅望子 (Tamarind) *Tamarindus indica* *Leguminosae*	酸、甜	熱性	酸	VK- P+	興奮、祛風、緩瀉
艾菊 (Tansy) *Tanacetum vulgare* *Compositae*	苦、辛	涼性	辛	PK- V0	通經、發汗、苦補
龍蒿 (Tarragon) *Artemesia dracunculus* *Compositae*	苦、辛	熱性	辛	KV- P+	通經、利尿、祛風
百里香 (Thyme) *Thymus vulgaris* *Labiatae*	辛	熱性	辛	VK- P+	止痙攣、祛風
洋委陵菜 (Tormentil) *Potentilla tormentilla* *Rosaceae*	澀、苦	涼性	辛	PK- V+	收斂、止血、抗菌
★薑黃 (Turmeric) *Curcuma longa* *Zingiberacea*	辛、苦	熱性	辛	KV- P0	興奮、改善體質、抗細菌、治療外傷
熊果 (Uva Ursi) *Arctostaphylos uva-ursi* *Ericaceae*	澀、苦	涼性	辛	PK- V+	利尿、收斂、抗菌
★纈草 (Valerian) *Valeriana* spp. *Valerianaceae*	辛	熱性	辛	VK- P+	安定神經、止痙攣、祛風、鎮靜

藥草	味道	能量	後消化作用	對體質的影響	作用
夏枯草（Self-Heal） *Prunella vulgaris* *Labiatae*	苦、澀	涼性	辛	PK- V+	改善體質、退熱、治療外傷
★番瀉（Senna） *Cassia acutifolia* *Leguminosae*	苦	涼性	辛	PK- V+	通便、退熱、改善體質
★芝麻（Sesame Seeds） *Sesamum indicum* *Pedaliaceae*	甜	熱性	甜	V- PK+	營養滋補、緩和、回春
薺菜（Shepherd's Purse） *Capsella bursapastoris* *Cruciferae*	澀、苦	涼性	辛	PK- V+	收斂、止血、改善體質
★黃芩（Skullcap） *Scucttellaria* spp. *Labiatae*	苦	涼性	辛	PK- V0	安定神經、止痙攣
臭菘（Skunk Cabbage） *Symplocarpus foetidus* *Araceae*	辛	熱性	辛	KV- P+	安定神經、止痙攣、祛痰
★滑榆皮（Sleppery Elm） *Ulmus fulva* *Urticaceae*	甜	涼性	甜	PV- K+	營養滋補、緩和、軟化
★黃精（Solomon's Seal） *Polygonatum* spp. *Liliaceae*	甜、苦	涼性	甜	PV- K+	營養滋補、緩和、收斂、回春
★綠薄荷（Spearmint） *Mentha spicata* *Labiatae*	辛	涼性	辛	KP- V0	發汗、利尿、祛風
穗甘松（Spikenard） *Aralia racemosa* *Araliaceae*	甜、辛	熱性	甜	KV- P+	緩和、祛痰、滋補、改善體質
北印地安蔓草（Squaw Vine） *Mitchella repens* *Rubiaceae*	澀、苦	涼性	辛	PK- V+	通經、收斂、利尿、改善體質
聖約翰草（St. John's Wort） *Hypericum perforatum* *Hypericaceae*	苦、辛	涼性	辛	PK- V+	止痙攣、祛痰、收斂
八角（Star Anise） *Illicium verum* *Magnoliaceae*	辛	熱性	辛	VK- V+	興奮、祛風

藥草	味道	能量	後消化作用	對體質的影響	作用
柳樹皮（Willow Bark） *Salix spp.* *Salicaceae*	苦	涼性	辛	PK- V+	苦補、退熱、止痛
冬青（Wintergreen） *Gaultheria procumbens* *Ericaceae*	辛	涼性	辛	PK- V0	祛風、收斂、止痛
金縷梅（Witch Hazel） *Hamamelis virginiana* *Hamamelidaceae*	澀、苦、辛	涼性	辛	PK- V+	收斂、止血、治療外傷
土荊芥（Wormseed） *Chenopodium anthelminticum* *Chenopodiaceae*	辛、苦、澀	熱性	辛	KV- P+	驅蟲、興奮、止痙攣
苦艾（Wormwood） *Artemisia absinthium* *Compositae*	苦、辛	涼性	辛	PK- V+0	驅蟲、祛風、止痙攣
★蓍草（Yarrow） *Achillea millefolium* *Compositae*	苦、辛、澀	涼性	辛	PK- V+	發汗、收斂、改善體質
★皺葉酸模（Yellow Dock） *Rumex crispus* *Polygonaceae*	苦、澀	涼性	辛	PK- V+	改善體質、收斂、緩瀉
北美聖草（Yerba Santa） *Eriodictyon glutinosum* *Hydrophyllaceae*	辛	熱性	辛	KV- P+	祛痰、止痙攣、祛風
瑪黛茶（Yerba Maté） *Ilex paraguariensis* *Aquifoliaceae*	辛	熱性	辛	K- V0 P+	興奮、利尿

藥草	味道	能量	後消化作用	對體質的影響	作用
馬鞭草（Vervain） *Verbena* spp. *Verbenaceae*	苦	涼性	辛	PK- V+	退熱、祛痰、收斂
岩蘭草（Vetiverian） *Andropogon muricatus* *Graminaceae*	苦、甜	涼性	辛	PK- V+	退熱、收斂、清涼降火
香菫菜（Violet） *Viola* spp. *Violaceae*	苦、辛	涼性	辛	PK- V+	改變體質、抗菌、祛痰
紫衛矛（Wahoo） *Euonymus atropurpureus* *Celastraceae*	苦	涼性	辛	PK- V+	通便、退熱、利尿
胡桃（Walnut） *Juglans nigra* *Juglandaceae*	甜	熱性	甜	V- PK+	緩和、滋補、緩瀉
西洋菜（Watercress） *Rorippa nasturtium* *Cruciferae*	辛	熱性	辛	KV- P+	利尿、祛痰、興奮
北美白橡（White Oak） *Quercus alba* *Cupuliferae*	澀	涼性	辛	PK- V+	收斂、止血、抗菌
白松木（White Pine） *Pinus alba* *Pinaceae*	辛	熱性	辛	KV- P+	祛痰、發汗、祛風
白睡蓮（White Pond Lily） *Nymphaea odorata* *Nymphaeaceae*	甜、澀、苦	涼性	甜	PV- K+	緩和、收斂、滋補
美國白楊（White Poplar） *Populus tremuloides* *Salicaceae*	苦	涼性	辛	PK- V+	苦補、退熱、利尿
野胡蘿蔔（Wild Carrot） *Daucus carota* *Umbelliferae*	辛	熱性	辛	KV- P+	利尿、興奮、祛風、通經
★野櫻桃樹皮（Wild Cherry Bark） *Prunus* spp. *Rosaceae*	苦、澀	涼性	甜	PK- V0	止痙攣、祛痰、改善體質
野薑（Wild Ginger） *Asarum Canadense* *Aristolochiaceae*	辛	熱性	辛	KV- P+	發汗、祛痰、解充血

藥草	味道	能量	後消化作用	對體質的影響	作用
★何首烏（Fo-ti） *Polygonum multiflorum* *Polygonaceae*	甜、苦、澀	涼性	甜	PV- K+	滋補、回春、催情、收斂
★人參（Ginseng） *Panax ginseng* *Araliaceae*	辛、苦、甜	熱性	甜	V- KP0	滋補、興奮、回春
★蒺藜（Gokshura） *Tribulis terrestris* *Zygophyllaceae*	甜、苦	涼性	甜	PK- V0	利尿、滋補、催情
★雷公根（Gotu Kola） *Hydrocotyle asiatica*	苦	涼性	甜	PKV=	安定神經、回春、改變體質、利尿
★印度沒藥（Guggul） *Commiphora mukul* *Burseaceae*	苦、辛、澀、甜	熱性	辛	KV- P+	回春、改變體質、止痙攣、祛痰
★訶子（Haritaki） *Terminalia chebula* *Combretaceae*	除鹹味外，諸味兼具	熱性	甜	VK- P0	回春、安定神經、收斂、緩瀉
★茉莉花（Jasmine Flowers） *Jasminum grandiflorum* *Oleaceae*	苦	涼性	辛	PK- V+	改變體質、清涼降火、通經、安定神經
★蓮花（Lotus） *Nelumbo nucifera* *Nymphaeaceae*	甜、澀	涼性	甜	PV- K+	營養滋補、催情、收斂、安定神經
白背黃花稔（Mahabala） *Sida rhombifolia* *Malvaceae*	甜、苦	涼性	甜	PV- K0	滋補、緩和、回春、利尿
★印度茜草（Manjishta） *Rubia cordifolia* *Rubiaceae*	苦、甜	涼性	辛	PK- V+	改善體質、止血、通經、利尿
★香附子（Musta） *Cyperus rotundus* *Cyperaceae*	辛、苦	涼性	辛	PK- V0	祛風、收斂、改善體質、通經
★印度苦楝（Neem） *Azadiracta indica* *Meliaceae*	苦	涼性	辛	PK- V+	苦補、退熱、改善體質

特殊藥草

藥草	味道	能量	後消化作用	對體質的影響	作用
★印度藏茴香（Ajwan） *Apium graveolens* *Umbelliferae*	辛	熱性	辛	KV- P+	興奮、發汗、止痙攣
★印度醋栗（Amalaki） *Emblica officinalis* *Euphorbiaceae*	除鹹味外，諸味兼具	涼性	甜	PV- K0	營養滋補、回春、改善體質
★當歸（Angelica） *Angelica spp.* *Umbelliferae*	辛、甜	熱性	甜	VK- P0	滋補、通經、回春、發汗
★阿魏（Asafoetida） *Ferula asafetida* *Umbelliferae*	辛	熱性	辛	VK- P+	興奮、祛風、止痙攣、驅蟲
★南非醉茄（Ashwagandha） *Withania somnifera* *Solanaceae*	苦、澀	熱性	甜	VK- P+	滋補、回春、催情、安定神經
磨盤草（Atibala） *Abutilon indicum* *Malvaceae*	甜	涼性	甜	PK- V0	滋補、緩和、利尿、緩瀉
★心葉黃花稔（Bala） *Sida cordifolia* *Malvaceae*	甜	涼性	甜	VP- K0	滋補、安定神經、緩和、回春
★旱蓮草（Bhringaraj） *Eclipta alba, etc.* *Compositae*	苦、澀、甜	涼性	甜	VPK=	滋補、改善體質、安定神經、止血
★毗黎勒（Bibhitaki） *Terminalia belerica* *Combretaceae*	澀	熱性	甜	KP- V0	滋補、收斂、祛痰、緩瀉
★菊花（Chrysanthemum） *Chrysanthemum indicum* *Compositae*	苦、甜	涼性	辛	PK- V+	發汗、退熱、改善體質
★麻黃（Ephedra） *Ephedra vulgaris* *Gnetaceae*	辛	熱性	辛	K- VP+	發汗、利尿、止咳、興奮

藥草	味道	能量	後消化作用	對體質的影響	作用
★蓽拔（Pippali） *Peper longum* *Piperaceae*	辛	熱性	甜	VK- P+	興奮、祛痰、催情
★黃細心（Punarnava） *Boerhaavia diffusa* *Nyctagineae*	苦	涼性	辛	PK- V+	利尿、發汗、緩瀉、回春
★地黃（Rehmannia） *Rehmannia glutinosa* *Scrophulariaceae*	甜、苦	涼性	甜	PV- K+	營養滋補、回春、催情
★天門冬（Shatavari） *Asparagus racemosus* *Liliaceae*	甜、苦	涼性	甜	PV- K+	營養滋補、緩和、通經、回春
★茨竹（Vamsha Rochana） *Bambusa arundinaceae* *Gramineae*	甜、澀	涼性	甜	PV- K+	緩和、祛痰、滋補
★掌葉牽牛（Vidari-Kanda） *Ipomoea digitata* *Convolvulaceae*	甜	涼性	甜	VP- K0	營想滋補、催情、利尿
★野山藥（Wild Yam） *Dioscorea spp.* *Dioscoreaceae*	甜、苦	涼性	甜	VP- K0	止痙攣、發汗、滋補、回春

附錄3
急救療法

粉刺：把各半茶匙的薑黃粉和檀香粉混合，再加上足量的水，調成糊狀，用來塗抹患處，也可以服用一茶匙蘆薈膠加四分之一茶匙薑黃，每天兩次，直到粉刺消失為止。

氣喘：土木香的根可以有效緩解氣喘，也可以加上各半份的薑和甘草。將一到二茶匙的這些藥草以一杯水煮滾後飲用。也可以用等量的百里香和聚合草根，做法相同。如果是嚴重的氣喘發作，請諮詢醫療專業人員。

背痛：以生薑糊塗抹患部，然後再抹上尤加利精油。

口臭：用甘草粉清潔口腔，再咀嚼甜茴香籽，也可用等量的小荳蔻、肉桂和月桂葉泡熱水飲用，比例是每杯水放一茶匙藥草。

外出血：用冰塊或檀香糊敷在出血處，也可以把燒過的棉球灰燼或以聚合草葉子或蓍草做成的敷劑敷在出血處。

內出血：飲用一杯加了半茶匙薑黃和一小撮番紅花或䔿根草的溫牛奶。

癤子：把煮過的洋蔥做成敷劑，敷在患處，或者把薑粉和薑黃（各半茶匙）混合後做成藥糊，直接塗抹在癤子上，就可以使癤子形成膿頭。

燒燙傷：用新鮮的蘆薈膠和少許薑黃粉混合成糊狀，塗抹傷處，也可以用印度酥油或椰子油。

感冒：把各一茶匙磨碎的生薑、肉桂和甘草放入一夸脫的水中煮滾十分鐘，再以少許蜂蜜調味，每三小時喝一杯，或是用生薑泡茶喝也可以。

便祕：嚴重的便祕：用一茶匙大黃根、各四分之一茶匙的薑粉和甘草粉（必要時可增加劑量）泡一杯水喝。中等程度的便祕：用一杯溫水泡一到二茶匙的洋車前子粉，在睡前飲用。輕微的便祕：把一茶匙印度酥油加入一杯溫牛奶中飲用。

咳嗽：飲用土木香根泡的茶，也可以加上較少量的薑和甘草（每一杯水加入一到二茶匙以上藥草煮滾），並以蜂蜜調味。若要化痰，可以把半茶匙的薑粉和各四分之一茶匙的丁香粉和肉桂粉放入一杯水中煮滾，再用蜂蜜調味。

脫水：把四分之一茶匙的鹽、三茶匙的天然（未加工）蔗糖放入一品脫的過濾水中，再加上二茶匙萊姆汁，攪拌後啜飲。

腹瀉：把半杯優格、半杯水、一茶匙磨碎的生薑和少許肉荳蔻混合後飲用。若是痢疾，則取等量的小檗和覆盆子葉和半份的肉荳蔻泡水（每杯水泡二到三茶匙），每隔幾個小時飲用一次，直到情況改善為止。

耳痛：滴三滴大蒜油到耳朵裡，或者將一茶匙洋蔥汁和半茶匙蜂蜜混合，滴五到十滴到耳朵裡。

耳鳴：滴三滴丁香油到耳朵裡。

熱衰竭：在前額塗抹檀香油或飲用檀香茶，也可以喝椰子水或葡萄汁。

眼睛有灼熱感：在患部的眼睛裡滴幾滴純淨的玫瑰水或新鮮的蘆薈膠，也可以飲用菊花茶或洋甘菊茶（每杯水加一到二茶匙）。

食物中毒／輻射：在一杯的味噌湯中加入一茶匙印度酥油和各半茶匙的芫荽和孜然粉。

腹部脹氣：用等量的小荳蔻、茴香和薑泡水飲用（每杯水放一茶匙藥草粉），也可以加入少許阿魏。

牙齦出血：在牙齦上塗抹沒藥粉，或飲用檸檬汁，也可以用椰子油按摩牙齦。

頭痛：針對一般性的頭痛，可以取半茶匙薑粉與水混合後加熱，用來塗抹額頭。塗抹後可能會出現灼熱感，但並沒有害處。

若是特殊性的頭痛，可以用以下的方法緩解：竇性頭痛與水型能量有關，在前額和鼻竇處塗抹薑糊即可緩解。顳側頭痛顯示胃部的火型能量過多，可以飲用孜然和芫荽籽茶（各半茶匙放入一杯熱水中浸泡）緩解，同時也可以在太陽穴處塗抹檀香油或檀香糊。若是枕部（後頭部）頭痛，顯示大腸裡有毒素，可以在睡前飲用一杯添加二茶匙亞麻籽的溫牛奶，同時也可以用薑糊塗抹耳後（顳骨乳突部位）。

痔瘡：服用半茶匙加了少許薑粉的蘆薈膠，每天兩次，直到痔瘡消失為止。

打嗝：一次服用兩份蜂蜜加一份蓖麻油。

消化不良：在餐前以少許溫水送服二到三顆「00」尺寸的「三辛」（Trikatu）膠囊（內含等量的黑胡椒、華拔和薑，也可用卡宴辣椒取代華拔）。這是針對胃口不佳、吸收不良的部分。如果是胃酸過多，可以把等量的龍膽、小檗和甘草做成「00」尺寸的膠囊，在飯後服用二到三顆。

月經不調：有經痛現象時，可以服用一茶匙加了四分之一茶匙黑胡椒的蘆薈膠，每天三次，直到經痛消失為止。如果月經遲遲不來，可以用等量的紅花與月季（每杯水一到二茶匙）泡茶喝。如果經血過多，可以用覆盆子葉和木槿花泡茶喝（每杯一到二茶匙）。

上半身肌肉扭傷：可以用一杯菖蒲油灌腸，待三十分鐘後再排便。針對一般性的肌肉扭傷，可以用一茶匙的薑和半茶匙的薑黃做成溫熱的薑糊，塗抹在傷處，每天兩次。

流鼻血：將半茶匙的葉綠素、一茶匙的蘆薈膠和一茶匙的印度酥油混合，每天服用三次；或者每天服用兩、三次一茶匙的蜂花粉，並且冰敷鼻子，直到鼻血止住為止。

外部疼痛：用薑溼敷。製作敷布的方法：把二茶匙薑粉和一茶匙薑黃粉混合，並加入足量的水，使其成為糊狀。將藥糊加熱，均勻塗抹在紗布或棉布上，然後用這塊布蓋住患處，並用繃帶固定，到第二天再取下。

毒蟲叮咬：飲用香菜汁或在患部塗抹檀香藥糊，也可以用車前草泡茶飲用（每杯水放一到二茶匙車前草）。

一般性中毒：服用一到二茶匙印度酥油或一杯甘草茶（不要太濃），並且就醫。

疹子：在患部塗抹芫荽葉搗成的泥或飲用芫荽籽茶（每一杯水泡一茶匙芫荽籽）。

休克（昏倒）：將新鮮洋蔥切開，吸其氣味，或吸入菖蒲根粉。

鼻塞：吸入少量菖蒲根粉，或在鼻部塗抹薑糊。也可以吸薑茶或尤加利葉茶的蒸汽。

睡眠不足：飲用一杯加了半茶匙肉荳蔻的溫牛奶。如果情況嚴重，可以用一杯水泡一到二茶匙的纈草飲用，如果有南非醉茄粉，也可以加入一茶匙，亦可用雷公根油或溫熱的芝麻油按摩腳底或頭皮。

嗜睡：晚上時喝一杯用半茶匙菖蒲根和四分之一茶匙薑粉泡成的茶，或者也可以飲用一杯羅勒葉泡的茶。

喉嚨痛：用加了半茶匙蠟楊梅粉和半茶匙鼠尾草粉的熱水漱口。

扭傷：用等量的杏仁油和大蒜油按摩，或者把半杯薑粉和半杯小蘇打倒入熱洗澡水中，並加入一茶匙尤加利油，在其中浸泡十五分鐘。

用一茶匙薑末與半茶匙薑黃粉做成溫熱的藥糊，塗抹在傷處，每天兩次。

腫脹：把一份大麥放入四份水中，煮滾後過濾飲用。喝芫荽茶也有幫助。如果是體表的腫脹，可以把兩份薑黃粉和一份鹽混合，塗抹在患部，也可以飲用雷公根茶（每杯水泡一茶匙雷公根）。

牙痛：滴三滴丁香油在疼痛的牙齒上。

附錄4 特殊的阿育吠陀與中醫藥草

三果木 *Arjuna*　*Terminalia arjuna; Combretaceae*

（S）Arjuna

使用部位：樹皮

能量屬性：澀味／涼性／辛味

PK－V＋

組織：血漿、血液、肌肉、骨骼、神經

系統：循環系統、消化系統、神經系統

作用：補心、刺激循環系統、收斂、改善體質、止血

適應症：各種心臟病、心絞痛、創傷、骨折、腹瀉、吸收不良、性病

慎用情況：無

炮製方法：磨粉（250至500毫克）、煎煮、做成藥酒

三果木是「三果實」複方中那三種藥草（訶子、印度醋栗、毗黎勒）的近親，在阿育吠陀醫學中也是很重要的滋補和回春藥草。它對心臟有特定的作用，可用來治療各式心臟疾病，促使心臟發揮正常功能並延年益壽。三果木除了能幫助心臟病人復原外，也有助預防心臟病。它能使體內器官的軟組織加速癒合，也是骨折的特效藥。此外，它還是很好的抗凝血劑，能維持正常的血液凝結功能。

時至今日，心臟病可能是人類最主要的死亡原因。因此，三果木是一種很重要的藥草，可以供那些有心臟病傾向的人士服用，以達補心的效用。在心理方面，它能予人勇氣，強化意志力，讓我們更有決心去達成自己真正的人生目標。它經常和其他治療心臟病的藥草（如印度沒藥、雷公根和南非醉茄）一起使用。

補骨脂 *Bakuchi*

Psoralea corylifolia; Leguminoseae

（S）Bakuchi

使用部位：種子

能量屬性：辛味、苦味／熱性／辛味

KV－P＋

組織：血漿、血液

系統：循環系統、泌尿系統

作用：膿痂疹、白斑症、牛皮癬、身體衰弱、蛔蟲、長期發燒、陽痿、頭髮早白或掉髮

慎用情況：用在火型體質病人身上時，應該用其他比較涼性的藥草平衡其藥性，發燒不退時應該避免使用

炮製方法：磨粉（250至500毫克）、做成藥油

補骨脂是皮膚絕佳的滋補回春藥，可以改善氣色、恢復皮膚的光澤並促進指甲和毛髮的生長，對粗糙、龜裂、脫屑的皮膚以及脆弱易裂的指甲（這是風型體質和老年人身上常見的現象）很有效。它也有助消除皮膚（無論是黑色或白色的肌膚）變色的現象，使其恢復正常的色澤。此外，補骨脂也被視為最適合用來治療皮膚變色症（例如白斑症）的藥草。

在皮膚出現白斑的部位塗抹補骨脂油，可以使變色現象不致擴散，並使皮膚恢復正常的顏色。這種油對毛囊炎也很有效。中醫也將補骨脂用於類似的用途，並認為它可以補陽。

木橘 *Bael*

Aegle rnarmelos; Rutaceae

（S）Bilva

使用部位：尚未成熟的果實

能量屬性：澀味、甜味／涼性／甜味

K－V＋，會增強阿耆尼

組織：血漿、血液、脂肪、神經

系統：消化系統、排泄系統、神經系統

作用：收斂、健胃、促進消化

適應症：吸收不良、長期腹瀉（尤其是孩童）、阿米巴痢疾、腸絞痛、糖尿病、出血、咳嗽、失眠

慎用情況：急性發燒期間不要使用，若為慢性發燒則無安全疑慮

炮製方法：磨粉（250毫克至1克）、煎煮、製成糕點

木橘是阿育吠陀療法中用來治療長期消化力不足與吸收不良的重要藥草，具有收斂和興奮作用，可以增強消化火焰與小腸的功能。它也是用來供奉濕婆（純淨意識之神）最重要的藥草之一，可以強化心臟、舒緩眼睛。對於那些長期解稀便而且胃口不佳的人，它可能會有極佳的效果。

噁心想吐時，可以服用半茶匙的木橘粉和一茶匙的蜂蜜。將一茶匙木橘粉和足量的羊奶混合成糊狀，對口腔炎以及其他潰瘍性瘡口效果絕佳。但請注意：成熟的木橘果實具有緩瀉和滋養效果，澀味也不像未成熟的果實那般重，經常被用來製作成各式果醬和糕點。

婆羅米 *Brami*

Bacopa monniera; Scrophulariaceae

假馬齒莧 *Manduka Parni*

Hydrocotyle asiatica; Umbellifera

（S）Brahmi，意即「可以予人婆羅門（Brahman）的知識或至高真理者」。Manduka Parni，意即「葉子像青蛙的」。

使用部位：根部、植株

能量屬性：苦味、澀味、甜味／涼性／甜味

VPK＝

組織：神經、血液

系統：神經系統、肌肉系統、循環系統、生殖系統

作用：補腦、鎮靜、止痙攣、改善體質、利尿、收斂

適應症：焦慮、憤怒、失眠、神經痛、神經衰弱、肌肉痙攣、痲痺、貧血、性病、免疫功能低下

慎用情況：劑量大時可能導致頭痛或意識喪失，尤其是風型體質的人

炮製方法：磨粉（250毫克至1克）、煎煮、榨汁

婆羅米或許是阿育吠陀醫學中用來鎮定神經最重要的一種藥草。它能使腦細胞恢復活力，去除神經系統裡的毒素與阻塞，同時還具有滋養作用。它可以增進記憶力，並提升專注力。喜馬拉雅婆羅米是瑜伽修行者的重要食物，有助提升冥想境界。如果想要讓心靈更有活力，可以每天吃少許新鮮的婆羅米葉子。它可以喚醒頂輪並平衡左右腦，還能鎮定心臟，有助預防心臟病。

婆羅米能幫助我們戒除各式各樣的壞習慣與癮頭。它除了能幫助我們擺脫酒癮或毒癮之外，也能幫助我們戒除吃糖的習慣。許多阿育吠陀的藥方都會加入婆羅米，藉以鎮定神經或

抑制痙攣。它能淨化血液，增強免疫系統、消除過多的性慾，也是治療性病（包括愛滋病）的絕佳藥物。此外，它還能淨化腎臟，並鎮定和舒緩肝臟。

婆羅米是最能使火型體質恢復平衡與活力同時大幅降低水型能量的藥草之一。如果服用的劑量適當或者和其他抗風型能量的藥草（如南非醉茄）一起使用，可以減少風型能量。在冥想前喝一杯加了蜂蜜的婆羅米茶可以有效幫助人進入冥想狀態。用牛奶煎煮的婆羅米是很好的補腦劑，尤其是在和南非醉茄一起服用的時候。以婆羅米搭配羅勒及少許黑胡椒，可以治療各式各樣的發燒。如果想要回春，最好把它放進印度酥油裡炮製。這樣做出來的印度酥油對心靈和心臟來說都是重要的藥物，應該是每個家庭必備的良藥。

關於婆羅米有好幾個植物學上的爭議。首先，有一種名叫「假馬齒莧」（Manduka Parni）的植物，它的用途雖然和婆羅米類似，但兩者在植物學上卻沒有關係。在一般情況下，最好使用婆羅米。就像許多傳統療法一般，阿育吠陀醫學向來強調：當某種藥草無法取得時，可以用效果相同的藥草代替，但這可能也會造成一些混淆。美國東部就有好幾種和假馬齒莧有親緣關係的植物。

另一項爭議則關乎婆羅米與雷公根之間的區別。這兩種藥草是近親，功效也類似，只是雷公根的利尿作用較強，鎮定神經的效果較弱。根據學界最近的說法，雷公根的學名是

Centella asiatica，因此有些阿育吠陀醫師並不認為兩者是相同的藥草，但由於雷公根比產於印度的婆羅米更容易取得，藥效差異也不大，因此時常被用來取代婆羅米。

烏面馬 *Chitrak* *Plumbago zeylonica*

（S）Chitraka

使用部位：根部

能量屬性：辛味／熱性／辛味

KV－P＋，會強化阿耆尼

組織：血液、脂肪

系統：消化系統

作用：興奮、發汗、祛風、通經、利膽

適應症：沒有胃口、消化不良、腹脹、痔瘡、水腫、寄生蟲、皮膚病、痲痹、精神疾病、關節炎

慎用情況：劑量要低，高劑量可能具有毒性；懷孕、尿道感染或有出血性疾病時不要使用

炮製方法：磨粉（250至500毫克）

在阿育吠陀療法中，如果要增強消化火焰，提升肝臟、脾臟和小腸的消化功能，最好的選擇可能就是**烏面馬**了。即使在熱性的香料（如卡宴辣椒）都無效的情況下，它往往也能發揮作用。它的藥效比「三辛」或阿魏更強。在使用時，如果能加入後兩者，效果會更好。長期消化不良、胃口不佳的人可以在餐前或隨餐服用烏面馬。它能使消化與吸收功能恢復正常，從而提升人體的能量。此外，它也能刺激肝臟消化脂肪和糖分。如果和喜來芝（Shilajit）一起服用，可以發揮絕佳的體重管理效果。

藤黃果 *Garcinia Cambodia*

使用部位：根部、果實

能量屬性：辛味、苦味／涼性／辛味

PK－V＋

組織：脂肪、神經

系統：消化系統、神經系統、肌肉系統

作用：鎮靜、止痙攣

適應症：肥胖、焦慮、失眠、神經痛、肌肉痙攣

慎用情況：風型能量過多的病症

炮製方法：磨粉（250至500毫克）、提煉

許多現代的研究結果都顯示**藤黃果**及其有效成分是最好的減重藥物之一。它能促進脂肪的代謝、降低食慾，並減輕人們在心理和情緒上對食物和糖分的癮頭。不過，它雖然屬於阿育吠陀藥草，卻不常使用於傳統的處方中。

寬筋藤 *Guduchi*

Tinospora cordifolia; Menispermaceae

（S）Guduchi、Amrita（Ambrosia）

使用部位：莖與根，粉狀的苦味澱粉萃取物

能量屬性：苦味、澀味、甜味／熱性／甜味

VPK＝

組織：血液、脂肪、生殖

系統：循環系統、消化系統、生殖系統
作用：滋補、退熱、改善體質、利尿、催情、回春、治風溼
適應症：發燒、熱病後調養、瘧疾、胃酸過多、肝炎、黃疸、糖尿病、心臟病、肺結核、關節炎、痛風、皮膚病、痔瘡
慎用情況：懷孕時要小心使用
炮製方法：磨粉（250至500毫克）、萃取（萃取物被稱為Guduchi或Giloy Sattva）

寬筋藤是火型體質的回春藥，對在發燒或感染後處於恢復期的病人有強大的滋養效果。它雖是熱性的藥草，但在消除毒素時卻不致增加火型能量。它就像南非醉茄和天門冬一樣，是免疫系統的絕佳滋補劑，因此也是用來治療免疫功能不良的最佳藥草之一，對治療長期低燒或難治的感染（如現今許多人感染的EB病毒和愛滋病毒）尤其重要。它能提升衰弱型病症（如慢性疲勞症候群）患者的正向能量。

要使用寬筋藤，最好的方法是服用由這種植物所萃取的苦味澱粉（被稱為Guduchi或Giloy Sattva）。這種粉末如果和印度酥油一起服用，可以減少風型能量；如果和糖一起服用，可以減少火型能量；如果和蜂蜜一起服用，則可減少水型能量。中國人主要是用它來緩解因關節炎或創傷所造成的腫脹。

武靴藤 *Gurmar*

Gymnena sylvestre; Asclepiadaceae

（S）Meshasringi、Shardunika、Madhunashini，意即「破壞甜味者」。

使用部位：葉子

能量屬性：澀味、辛味／熱性／辛味

KV－P＝

組織：血液、血漿

系統：消化系統、循環系統

作用：收斂、促進消化、利尿

適應症：糖尿病、肥胖、低血糖、腎結石、肝臟和脾臟腫大

慎用情況：無

炮製方法：磨粉（250毫克至1克）

武靴葉可以抑制我們對糖分的渴望，鈍化味蕾，並且舒緩神經。它有助控制食慾，並且讓我們不會那麼想要吃糖，同時還能鎮定並舒緩肝臟與胰臟。只要服用少許武靴葉粉，就能使人無法嚐出甜味，因此很適合那些想要減輕自己對糖分的依賴的人，對那些剛開始罹患糖

尿病的人特別有用，也可以防止病情惡化。在開始想要吃糖時服用少許武靴葉，可以使吃糖的欲望不致變得愈來愈強烈。

穗甘松 *Jatamamsi*

Nardostachys jatamansi; Valerianaceae

（S）Jatamamsi

使用部位：根部

能量屬性：苦味、澀味、甜味／涼性／甜味

VPK＝

組織：神經、血液

系統：神經系統、肌肉系統、循環系統

作用：補腦、鎮靜、止痙攣、止痛、消炎、通經

適應症：焦慮、失眠、頭痛、神經痛、肌肉痙攣、腸絞痛、抽筋、停經、心悸、歇斯底里

慎用情況：無

炮製方法：磨粉（250毫克至1克）、製成藥油

穗甘松有一種「特殊功效」——可以治療精神與心理疾病，幫助我們處理混亂的情緒與潛意識的創傷。它或許是阿育吠陀藥草中最有效也最安全的鎮靜劑。它的特性和它的親戚纈草近似，但效果比較安全，也比較平衡，能夠讓人鎮靜，但又不致像纈草那樣有時會讓人變得比較遲鈍。此外，纈草是熱性的，穗甘松卻是涼性的，有助舒緩憤怒的心靈與發炎的神經。它和南非醉茄搭配，是絕佳的補腦藥，並且能夠增進記憶力。如果希望藥方能夠達到鎮靜、止痛或止痙攣的效果，就可以加入穗甘松。

記性不佳時，可以把一茶匙穗甘松粉放入一杯牛奶中煮沸五分鐘，在清晨飲用，也可以加上少許糖或小荳蔻調味。把半茶匙穗甘松粉和一茶匙蜂蜜調勻，拿來塗抹皮膚，可以美化肌膚。

刺毛黧豆 *Kapikacchu*

Mucuna pruriens; Papilionaceae

（S）Kapikacchu、Atmagupta、Vanari

使用部位：種子

能量屬性：苦味、甜味／溫熱／甜味

KV－P＝

組織：生殖、神經

系統：神經系統、生殖系統、呼吸系統

作用：滋補、回春、催情、收斂

適應症：身體衰弱、性功能低下、陽痿、不孕、白帶、遺精、氣喘、神經衰弱、痲痹、癱瘓、帕金森式症

慎用情況：月經期間、經血過多時

炮製方法：磨粉（250毫克至1克）、用牛奶煎煮、做成糕點

刺毛黧豆的種子是男女性生殖系統最佳的補藥和催情劑之一，可以增進性能量、強健生殖器官並進而活化我們的整個系統。刺毛黧豆經常和印度醋栗、南非醉茄、天門冬、心葉黃花稔、野葛根、蒺藜和其他補藥一起做成各式丸藥和青草凍。刺毛黧豆雖然是阿育吠陀補藥中較為昂貴的藥草之一，但還是遠比人參和其他許多滋補藥草便宜。它的味道還算可口，可以加入米飯中煮成一道美好的草本食物。

把一茶匙刺毛黧豆種子放入一杯水中煮沸後服用，可以提升性能量，預防早洩。有支氣管哮喘現象時，把半茶匙刺毛黧豆粉加入一茶匙印度酥油中，就是很好的支氣管擴張劑。最

近科學家發現刺毛黧豆含有可以用來治療帕金森氏症的左旋多巴（L-dopa）。印度有好幾家阿育吠陀公司都使用刺毛黧豆萃取物來做這方面的治療。如果有帕金森氏病或類似的神經病變，可以每天服用一到二茶匙的刺毛黧豆。

庫洛胡黃連 *Katuka* 或 *Kutki*

Picrorrhiza kurroa

（S）Katuka

使用部位：根部

能量屬性：苦味、辛味／涼性／辛味

KP－V＝

組織：血漿、血液、脂肪

系統：消化系統、循環系統、泌尿系統

作用：滋補、退熱、改善體質、緩瀉、抗菌

適應症：發燒、咳嗽、肝炎、氣喘、支氣管炎、寄生蟲、各種血液中毒病症、眼睛發炎、肥胖、糖尿病

慎用情況：因風型能量過多而導致的病症、身體極其衰弱者、低血糖

炮製方法：磨粉（250至500毫克）、煎煮、做成酊劑、加入印度酥油

庫洛胡黃連可能是阿育吠陀的苦味補藥中使用得最普遍的一種。它在印度自然醫學中的地位就像金印草一般。它能對治各類發燒、感染和細菌性炎症，並淨化血液中的毒素。它對肝臟、脾臟、小腸和其他火型能量過多的系統都是很好的補藥。用它搭配其他苦味補藥（如龍膽或小檗），能夠有效促進消化並刺激胃裡鹽酸的流動。

把半茶匙庫洛胡黃連和各一茶匙的蜂蜜與蘆薈膠混合，每天服用三次，便成了絕佳的補肝劑，可以促進肝臟功能。把半茶匙庫洛胡黃連、半茶匙白花酸藤果和一茶匙蜂蜜混合，每天在餐前服用兩次，有助驅除蟯蟲與線蟲。在餐前服用半茶匙庫洛胡黃連和等量的薑黃，可以調節糖尿病患者的血糖。

止瀉木 *Kutaj* 或 *Kurchi*

Holarrhena antidysenterica; Apocynaceae

（S）Kutaja

使用部位：樹皮、樹根和種子

能量屬性：澀味、苦味／涼性／辛味

PK－V＋

組織：血液、肌肉

系統：消化系統、排泄系統、循環系統
作用：收斂、驅蟲、消滅阿米巴原蟲
適應症：急性和慢性的腹瀉和痢疾、大腸炎、寄生蟲、吸收不良、痔瘡、經血過多
慎用情況：便祕
炮製方法：磨粉（250至500毫克）、煎煮、做成藥酒

止瀉木是阿育吠陀療法用來治療因細菌或阿米巴原蟲而導致的痢疾之主要藥草。如果你要前往印度或其他第三世界國家旅行，最好能對止瀉木有所認識，因為這些地區的旅客很容易感染這類疾病。止瀉木對大腸有特殊的作用，可以讓它恢復正常的功能，因此很適合用來治療因腸道菌相不佳而導致的疾病（如念珠菌症）。但由於它的藥效強烈，因此不宜長期服用。現在的止瀉木多為褐色，但也有白色的，只是比較難以取得。

痔瘡出血時，可以把半茶匙止瀉木粉放入半杯的石榴汁中，每天飲用兩、三次，便可止血。如果小便時有灼熱感，可以把半茶匙止瀉木粉放入一杯牛奶中煮沸五分鐘，然後每天飲用兩、三次。

山礬 *Lodhra*

Symplocos racemosa; Styraceae

（S）Lodhra

使用部位：樹皮

能量屬性：苦味、澀味／涼性／辛味

PK－V＋

組織：血液

系統：循環系統、月經系統

作用：收斂、止血、改善體質、利尿

適應症：經血過多、血尿、眼睛發炎、腹瀉、痢疾、水腫

慎用情況：閉經

炮製方法：磨粉（250至500毫克）、煎煮

山礬是很重要的收斂和調經劑，同時也像茜草一樣，是阿育吠陀療法中很重要的止血藥。它有助預防流產、強健胎兒。阿育吠陀醫師為婦女開立的許多處方中都可以看到山礬的

蹤影。經血過多時，可以用等量的山礬和檀香泡茶飲用。此外，許多阿育吠陀的牙粉也含有山礬。如果有牙齦萎縮及牙齒敏感的問題，可以用一茶匙山礬加上少許礬根草做成漱口水來漱口。

葉下珠 *Phyllanthus*

Phyllanthus niruri; Euphorbiaceae

（S）Bhumyamalaki

使用部位：枝葉

能量屬性：苦味、澀味、甜味／涼性／辛味

VPK＝

組織：骨骼、血漿、血液

系統：循環系統、消化系統、骨骼系統

作用：改善體質、利膽、治療外傷、消炎、利尿

適應症：肝炎、黃疸、肝臟和脾臟疾病、皮疹、搔癢、性病、糖尿病、貧血

慎用情況：風型能量過多時

炮製方法：磨粉（250毫克至1克）、做成外用的敷劑

葉下珠是阿育吠陀最好的肝病藥草之一，也是少數能夠有效治療急性和慢性肝炎的藥草之一。在這個肝病盛行的年代，它是絕佳的肝臟滋補劑與回春劑。它有助解決酒精、香菸、毒品和傷肝的化學物質所帶來的副作用。因此像這樣的藥草自然很有可能被廣泛運用。

黃細心 *Punarnava*

Boerhaavia diffusa; Nyctaginaceae

（S）Punarnava，意即「使我們更新之物」。

使用部位：枝葉

能量屬性：苦味、甜味／熱性／辛味

KV－P＋

組織：血漿、血液

系統：泌尿系統、循環系統

作用：改善體質、補血、利尿、回春

適應症：貧血、水腫、排尿困難或有燒灼感、腎結石、心臟病、酒精中毒、肝炎、痔瘡

慎用情況：脱水

炮製方法：磨粉（250至500毫克）、煎煮

黃細心在梵文裡的意思就是「使人煥然一新的植物」。它具有一種特殊的功效，可以恢復我們的健康與活力。它能補血固腎，增強腎功能，而由於腎是人體的重要器官，因此它也能增進我們整體的健康與活力。黃細心對因腎功能低下所導致的水腫特別有效。在滋補利尿的處方中，它經常會搭配蒺藜。

印度乳香 *Sallaki*

Boswellia seffata; Burseraceae

（S）Sallaki

使用部位：樹脂

能量屬性：苦味、甜味、澀味／涼性／辛味

VPK＝

組織：血液、肌肉、脂肪、生殖

系統：循環系統、肌肉系統、骨骼系統

作用：改善體質、止痙攣、止痛

適應症：關節炎、風溼、痛風、神經痛、肌肉痙攣

慎用情況：無

炮製方法：純化的粉末（250 毫克至1克）

印度乳香是一種樹脂。它和沒藥與印度沒藥有親緣關係，且一樣也被用來淨化血液並緩解關節炎的疼痛。此外，它能使受損傷的軟組織更快復原。由於它是涼性的藥草，因此特別適合用來舒緩因火型能量過多而發炎腫脹的關節。

土丁桂 *Shankha Pushpi* *Evolvus alsinodes*

（S）Shankha Pushpi

使用部位：枝葉、汁液

能量屬性：澀味／溫熱／甜味

VPK＝

組織：神經

系統：神經系統、循環系統

作用：鎮定神經、鎮靜、補腦

適應症：神經衰弱、心理疲勞或情緒耗竭、癲癇、失眠、精神錯亂

慎用情況：無

炮製方法：磨粉（250毫克至1克）、煎煮

土丁桂就像婆羅米、菖蒲及穗甘松一樣，是阿育吠陀療法中最重要的神經鎮定劑之一。事實上，它經常被視為這幾者當中最好的一種。土丁桂緩解神經痛（尤其是因感冒或神經衰弱而導致的神經痛）的效果絕佳。它能增進記憶力、專注力和覺察力，並幫助心靈恢復活力。此外，它還能促進腦部的循環，刺激腦部的高階功能，提升我們的整體智能與創造力。以土丁桂製作名為「Sarasvata churna」的粉末已經被廣泛用來治療注意力缺失症並預防記憶力喪失。

喜來芝 *Shilajit*

（S）Shilajita

能量屬性：澀味、辛味、苦味／溫熱／辛味

KV－P＋

組織：神經、生殖

系統：泌尿系統、神經系統、生殖系統

作用：改善體質、利尿、溶解結石、抗菌、滋補、回春

適應症：糖尿病、肥胖、黃疸、膽結石、排尿困難、膀胱炎、水腫、腎結石、痔瘡、性功能低下、月經不調、氣喘、癲癇、精神錯亂、皮膚病、寄生蟲

慎用情況：不適合熱性疾病使用

炮製方法：做成藥丸、磨粉（250至500毫克）

喜來芝是阿育吠陀的神奇藥物之一，被用來治療多種虛弱病症。它不是藥草，而是產於喜馬拉雅山的天然瀝青，具有喜馬拉雅山的療癒力量。喜來芝分成好幾種，其中黑色的最為有效。它的價格可能很高，但並不需要用到很大的劑量。

喜來芝的療效強大。一般認為它能治療許多種疾病，尤其是與老化有關的病症。它是很重要的回春和滋補劑，尤其對水型體質、風型體質以及久年的糖尿病和氣喘病患的腎臟特別有益。它可以讓人保持健康，對那些勞心或修習瑜伽的人很有好處。它也是阿育吠陀療法中的「卡凡普拉西」（Chyavanprash）果醬的主要成分之一。它所擔任的是催化劑的角色，可以促進其他補藥的作用。

白花酸藤果 *Vidanga*

Embelia ribes; Myrsinaceae

使用部位：果實

能量屬性：辛味、澀味／溫熱／辛味

KV－P＋

組織：血液、脂肪

系統：消化系統、排泄系統

作用：驅蟲、袪風、緩瀉、袪痰

適應症：寄生蟲（條蟲、蛔蟲、癬菌）、肥胖

慎用情況：性功能低下

炮製方法：磨粉（250毫克至1克）、煎煮

白花酸藤果是阿育吠陀最重要的驅蟲藥草，可以消滅各式各樣的寄生蟲。它能增進大腸的功能，幫助它恢復排毒的能力。此外，它也有助減重和控制食慾。

爬蘆筍 *White Musali*

Safet musli Asparagus adscendens; Liliaceae

使用部位：根部

能量屬性：甜味／涼性／甜味

PV－K＋（過量時）

組織：生殖、脂肪、所有組織

系統：生殖系統、呼吸系統

作用：滋補、緩和、利尿、發奶

適應症：一般性的虛弱和性功能低下、不孕、陽痿、腹瀉、白帶、遺精

慎用情況：體內有毒素、罹患充血性疾病時

炮製方法：磨粉（250毫克至1克）、以牛奶煎煮、做成糕點

爬蘆筍是天門冬的親戚，兩者往往一起使用。它是絕佳的補藥，能使那些因病而消瘦、組織缺損的人增肌長肉、恢復活力。它尤其能夠強健男女性的生殖系統，增加生殖組織。在懷孕期間，服用爬蘆筍能夠滋養胎兒，在產後則可發奶。做法是將半匙爬蘆筍及半匙天門冬放入一杯牛奶中煮沸五分鐘，然後每天早晚服用。

關於作者

瓦桑·雷德醫師（Dr. Vasant Lad），應用科學碩士；他將大量的知識與實際經驗帶到美國。他出生於印度，曾經有三年的時間擔任印度浦那市（Pune）阿育吠陀醫院的醫務主任，並且在浦那大學的阿育吠陀醫學院擔任臨床醫學教授長達十五年的時間。除了傳統的阿育吠陀療法之外，他也研究西方醫學的對抗療法與外科手術。從一九七九年開始，他一直巡迴美國各地，分享他的阿育吠陀知識，直到一九八四年才回到新墨西哥州的阿布奎基市（Albuquerque）擔任「阿育吠陀學院」的院長。

雷德醫師曾撰寫《阿育吠陀：自我療癒的科學》（*Ayurveda, the Science of Self Healing*）一書，也發表過許多文章，探討阿育吠陀醫學的各個面向。他目前擔任阿布奎基阿育吠陀學院的院長，並教授一門長達三學期的「阿育吠陀學證照課程」。這一年當中他行走於北美各地，擔任私人顧問並舉辦研討會，探討阿育吠陀的歷史、理論、原理和實際的應用。

大衛．佛雷醫師（Dr. David Frawley）：他是少數在印度獲得認可，擔任吠陀教師的西方人之一。他專精許多領域，包括阿育吠陀醫學、吠陀占星學、瑜伽、吠檀多以及吠陀經。他曾經撰寫二十餘本探討這些主題的著作，其中包括六本有關阿育吠陀醫學的書籍。書中所討論的議題包括阿育吠陀藥草學、阿育吠陀心理學、阿育吠陀與瑜伽，以及阿育吠陀對常見疾病的療法等，就阿育吠陀的理論與應用等方面提供了完整而豐富的資訊。此外，他也曾為不同的報紙、雜誌和期刊撰寫了為數頗多的文章，並且一直在世界各地（包括印度）教學和演講。

根據《瑜伽期刊》（the *Yoga Journal*）的報導，佛雷醫師是今日美國二十五位最具影響力的瑜伽教師之一。《印度快報》（*The Indian Express*，印度最大的英語報刊之一）最近稱他為「可敬的吠檀多學者，無疑也是教導吠陀智慧最知名的西方教師」。《今日印度》（*India Today*，其地位相當於印度的《時代雜誌》）則說他無疑是「美國最卓越的印度教教徒」。

佛雷醫師目前擔任「美國吠陀研究所」（the American Institute of Vedic Studies）的所長以及「美國吠陀占星學委員會」（the American Council of Vedic Astrology，簡稱ACVA）的會長，也是《國際瑜伽雜誌》（*Yoga International*）的編輯委員。他在《美國吠陀研究所》教授有關阿育吠陀醫學和吠陀占星學的函授課程。

藥草瑜伽——阿育吠陀藥草指南

出　　版／楓樹林出版事業有限公司
地　　址／新北市板橋區信義路163巷3號10樓
郵政劃撥／19907596 楓書坊文化出版社
網　　址／www.maplebook.com.tw
電　　話／02-2957-6096
傳　　真／02-2957-6435
作　　者／大衛・佛雷、瓦桑・雷德
譯　　者／蕭寶森
企劃編輯／陳依萱
校　　對／周季瑩
港澳經銷／泛華發行代理有限公司
定　　價／520元
初版日期／2024年3月

國家圖書館出版品預行編目資料

藥草瑜伽：阿育吠陀藥草指南／大衛・佛雷, 瓦桑・雷德作；蕭寶森譯. -- 初版. -- 新北市：楓樹林出版事業有限公司, 2024.03　面；　公分

譯自：The Yoga Of herbs : an ayurvedic guide to herbal medicine

ISBN 978-626-7218-64-8（平裝）

1. 藥用植物　2. 植物性生藥

418.52　　112004806